不老
不生病的
第一長壽料理

大田 忠道

瑞昇文化

前言

以營養均衡的和食打造健康的身體

現在，世界各地人們都對健康的和食十分關注。與歐美的飲食相較，和食的脂肪含量少、熱量低，似乎是它常被推薦的原因。而且，主食組合魚、蔬菜和湯品這些料理的和食，其營養均衡的優點被認為與長壽有關。對此觀點我也深表認同。身為日本料理世界的長期參與者，我對製作和食感到無比自豪。

不過，這並不是說和食就一定健康。製作和食前，必須先了解各式各樣食材的營養。例如，青背魚中富含DHA〔二十二碳五烯酸（docosahexaenoic acid）〕和EPA〔二十碳五烯酸（eicosapntemacnioc acid）〕，蝦和章魚中含大量牛磺酸，海鰻中富含維生素A。而蔬菜中含有均衡的維生素、礦物質和食物纖維，胡蘿蔔中含有β-胡蘿蔔素和維生素C，洋蔥中含有蒜素（allicin）、名為二丙烯基硫化物（diallyl sulfide）的硫化合物等，這些營養素對我們的身體有不同的功效。肉類中也含有大量蛋白質，只需食用少量就能攝取到我們所需的蛋白質。

了解了這些營養素和效用之後，製作料理時還必須進一步思考食材的組合及混食方式。

調味料的用法也很重要。例如醋的檸檬酸具有消除疲勞、增進食欲的作用。味噌的亞麻油酸（inoleic acid）和皂素（saponin），對改善動脈硬化和預防心臟病能發揮效果。使用油的情況也是如此，麻油中所含的芝麻素，具有強化肝臟功能和預防動脈硬化的效果等。

最後，還要考量採用煮、烤、蒸哪種烹調法，才能製作出更有益健康的和食。

我衷心期盼本書的出版，能夠讓讀者透過這樣面面俱到的和食，打造出直到100歲仍然活力充沛的健康身體。

大田　忠道

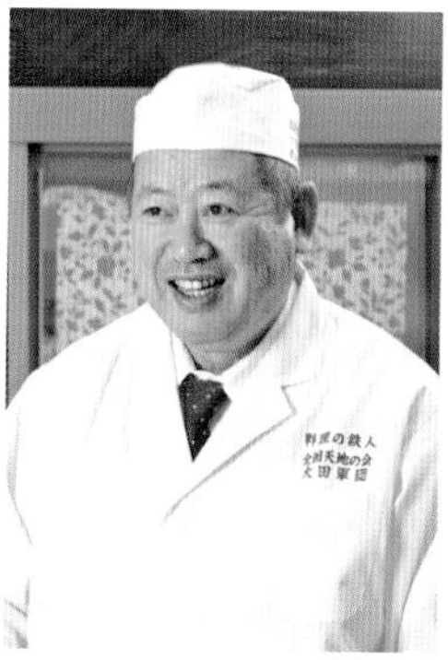

目錄

不老不生病的第一長壽料理

─參閱本書前須知─

關於本書的內容

● 第1章 打造健康身體的基本知識
・本章將說明為打造健康身體，日常飲食上能採行的建議，及有關營養的基本常識。

● 第2章 打造健康身體的「和食」食譜
・主要依食材別介紹料理。並挑出各料理的主材料及受矚目的食材以紅字印刷。食譜中還以標籤提示食材的有效成分中受期待的功效，請加以參考。
・料理功效為大致的目標。只吃那樣料理，並不能立即改善健康狀態。重點是要注意維持均衡的飲食。

● 第3章 飲食保健！以不生病為目標的「和食」食譜
・依功效別介紹各料理。著重在預防各種症狀及改善體質，並以標籤提示料理的主要營養成分。

● 第8頁的「本書中出現的主要營養成分列表」，簡單介紹了各營養成分的特點等，請加以參考。

● 本書中雖然刊載了有助預防和改善各症狀的資訊，但症狀嚴重或拖延不癒時，切勿自行判斷，請務必前往醫療機構接受診察。

關於材料與分量

● 本書材料的計量單位為1杯＝200ml、1大匙＝15ml、1小匙＝5ml。

● 本書中所指的「高湯」，基本上是以昆布、柴魚熬煮成的頂級高湯。其他還有事先煮好方便隨時取用的「八方高湯」等，在P.68有詳細的介紹，請加以參考。

● 材料中標示的「醬油」，基本上是指「濃口醬油」。

● 「油」未特別註明種類時，是使用沙拉油等沒有特殊氣味的油。

● 「蔥」未特別註明時，是使用青蔥的蔥白部分。

● 材料欄中標示的「適量」，請視材料狀況和個人喜好，斟酌使用適當的分量。

本書中出現的主要營養成分列表（依筆畫排序）

五大營養素	★蛋白質	由氨基酸組成，是構成肌肉、臟器、皮膚等的身體主要成分，也是維持生命不可或缺的營養素。→肉類、海鮮類、大豆加工品、穀類等。
	★脂肪	高熱量的強力營養素。包括中性脂肪、膽固醇等。→植物油、乳製品、肉類、海鮮類和堅果類。
	★碳水化合物	大致區分成熱量來源的醣類和體內難被消化的食物纖維。→糧穀、豆類、薯類。香蕉、南瓜、玉米等。
	★維生素	有「水溶性」和「脂溶性」之分。脂溶性會積存在體內，要注意避免攝取過量。不需要的水溶性維生素則會排出體外。
	★礦物質	構成人體組織，調節功能的微量營養素，也稱為無機鹽。在體內無法合成，必須由食物中攝取。

英	DHA	二十二碳五烯酸，屬於不飽和脂肪酸。可預防失智症、減少中性脂肪、預防高血壓、中風。→青背魚、鰻魚等。
	EPA	二十碳五烯酸，為不飽和脂肪酸。具有降低中性脂肪、抗血栓作用等。→青背魚、鰻魚等。
	β-胡蘿蔔素	植物中所含的黃色、橙色色素成分。在體內轉換為維生素A。具抗氧化作用、預防癌症。→黃綠色蔬菜。
2	二丙烯基硫化物	大蒜和蔥類的刺激氣味的成分。有抗氧化、抗菌、抗癌的作用。→大蒜、洋蔥、蔥、韭菜等。
4	天門冬氨酸（aspartic acid）	氨基酸的一種，與體內熱量代謝有關。有消除疲勞的功效。→豆類、豆芽、蘆筍、肉類等。
	牛磺酸	氨基酸的一種，具有強化肝功能、降血壓等多種功效。→所有海鮮類。烏賊、章魚、蝦等種類豐富。
6	多酚	植物中所含的色素、澀汁、澀味、苦味的成分。有許多種類，特色是具有強力抗氧化作用。
8	亞麻油酸	體內無法合成的必須脂肪酸之一。能降低膽固醇，但要避免攝取過量。→麻油、菜籽油（沙拉油）。
	油酸	主成分為脂肪不易氧化，具有降低膽固醇的作用。→橄欖油、菜籽油、紅花油等。
	花青素	多酚的一種。呈紫、紅、藍色的水溶性色素成分。具抗氧化作用，能保護眼睛等。→葡萄、藍莓等。
9	食物纖維	人體消化酵素無法消化的成分。有助預防便秘，排除多餘的脂肪。→穀類、豆類、蔬菜、水果、海藻、蘑菇等。
10	氨基酸	蛋白質的最小單位成分。與人相關的有20種。具有消除疲勞、促進生長等各種作用。
12	鈉	鈉和鉀是一起調節體內含水量的礦物質。大半是從食鹽中攝取。→食鹽、鹽漬食品、加工品等。
	異黃酮	多酚的一種。和女性荷爾蒙的作用類似。對改善骨質疏鬆症、更年期症狀有效。→大豆、大豆產品等。
	植物化學成分	功能性成分。食品具有的顏色、香味、苦味和澀味等成分。抗氧化、抗癌作用等。→多酚、胡蘿蔔素等。
13	鈣	骨骼和牙齒的主要成分。可預防骨質疏鬆症。和維生素D一起攝取能提高吸收率。→乳製品、小魚。山麻、小松菜等。
	碘素	促進發育和新陳代謝的甲狀腺荷爾蒙之構成元素的礦物質。→海藻、海鮮類等所有海洋產品。
	鉀	調節體內水分的礦物質。能控制血壓上升、調節肌肉的活動。→青菜類、薯類、香蕉、大豆、乾貨類等。
14	維生素A	脂溶性。可強化黏膜和皮膚，預防細菌感染。也有益眼睛。→肝臟、、鰻魚、山麻、胡蘿蔔等。
	維生素B_1	水溶性。碳水化合物轉換為能源時不可或缺。和蔥類組合效果更佳。→豬肉、鰻魚、糙米、大豆等。
	維生素B_{12}	水溶性。具造血作用、維持神經健康的運作。→蛤仔、蜆、牡蠣、沙丁魚、肝臟、燒海苔等。
	維生素B_6	水溶性。與蛋白質的代謝有關。保持皮膚和神經的健康。→鰹魚、沙丁魚、肝臟、大蒜、堅果類、糙米等。
	維生素C	水溶性。強力抗氧化作用。為膠原生成不可或缺元素。可促進鐵質的吸收。→柑橘類、綠花椰菜、青菜類、薯類等。
	維生素D	脂溶性。能促進鈣質吸收，促進骨骼形成和成長。→沙丁魚、鮭魚、秋刀魚、鮭魚卵、蘑菇類等。
	維生素E	脂溶性。別名回春維生素。具抗氧化作用、有防止老化、促進血液循環效果。→堅仁類、魚卵類、鮭魚、植物油等。
	維生素K	脂溶性。抗出血，助鈣質沉積及預防骨質疏鬆症。→納豆、山麻、菠菜、海帶芽等。
	蒜素	大蒜的香味成分接觸空氣後形成的成分。具有抗菌、抗癌作用。→大蒜。
15	膠原	它是存在於皮膚和血管等上面的纖維狀蛋白質。被認為對美膚有效。→雞翅、魚肉外的其他部分、牛筋、豬骨等。
	蝦青素	主要是海鮮類中所含的紅色素成分。具有強力抗氧化作用。→鮭魚、蝦、螃蟹、章魚等。
	褐藻素	海帶、海帶芽、和布蕪等海藻類的黏滑成分。具有降血壓、提升免疫力、抗癌作用等。→海帶、海帶芽、和布蕪等。
16	澱粉	又名澱粉分解酵素。從胰臟、唾液腺分泌。對改善消化不良、胃灼熱有效。→白蘿蔔、山藥。
17	膽固醇	脂肪的一種，身體的組成成分。不可過度攝取。最好和食物纖維一起攝取。→蛋、肝臟、蛋的加工品、乳製品等。
	醣類	容易消化吸收，效率佳的能量來源。攝取過多的部分在體內會轉為脂肪。→穀類、豆類、薯類。香蕉、南瓜、玉米等。
	鎂	是形成骨骼和各種生理機能的必須礦物質。→糙米、蕎麥麵、沙丁魚、蛤仔、乾的海帶芽、昆布等。
	黏蛋白	具黏性的物質，具有保護胃黏膜、強化肝臟、腎臟功能的效果。→山藥、芋頭、秋葵、滑菇等。
21	鐵質	主要存於血液中向全身輸送氧的礦物質。維生素C能促進鐵質的吸收。→肝臟、貝類、海藻和青菜類等。

第1章　打造健康身體的基本知識

活力充沛健康長壽的飲食習慣

～以和食讓你活力健康到100歲的訣竅～

我們的身體是由每天的飲食累積而成。要想健康活力長壽，養成有益身體的良好飲食習慣十分重要。以下將推薦給你從今天開始就能實踐的良好飲食習慣。

1 無論如何，請充分咀嚼

充分咀嚼有助食物的消化，減少腸胃的負擔，各種營養素也變得較容易吸收。它還能刺激飽食中樞，避免吃太多，因此也有瘦身的效果。再者咀嚼能使腦部血液循環變好，使其活性化，因此也有防止癡呆的作用。

2 飯吃八分飽醫生不用找

古來就有「飯吃八分飽，醫生不用找」的俗諺，不過事實上，研究結果也發現，空腹時免疫力會提升，吃太多反而可能成為萬病之源。請停止整日沒事吃個不停吧。兩餐之間的時間空下來，養成肚子餓了再吃的習慣吧。

3 重點是凡事保持中庸平衡

不論對身體多好的食物，如果光吃那一種的話，也會造成營養失衡。凡事適度，均衡的攝食非常重要。此外因某些食物對身體好，而勉強自己吃那些不喜歡的東西，反而會造成壓力無法持久。即使短時間產生良好的成果，但若無法持續也沒有意義。加入適合自己的方法或改變方式，長期保持良好的飲食習慣，才是通往健康的捷徑。

4 簡單飲食讓人提早老化

健康的飲食總給人「簡單飲食」、「以蔬菜為主」、「低膽固醇」印象，不過，實際上飲食過度簡單，反而造成維持生命不可或缺的蛋白質、醣類和脂肪不足的現象，可能有害身體，讓人提早老化。針對這一點，透過和食能均衡攝取到豐富的食物，是相當理想的飲食。

5 儘可能食用當令食材

人類也是大自然的一部分，順應自然周期原本就是保健長壽的最佳方法。因此最簡單的方法是，在飲食中儘量攝取當令食材。當令食材不但最美味，營養價值也最高，裡面富含該時期人們最需要的營養素。而且價格低廉也是優點之一。在飲食中採用季節食材，讓身體也能攝取到大自然的能量吧。

6 積極攝取蔬菜和水果

健康的飲食生活基礎，是均衡攝取身體所需的各種營養素。其中，蔬菜、水果中富含維持身體機能不可或缺的維生素、礦物質和食物纖維。這些營養素一旦不足，身體產生各種不適和疾病的風險將升高。由於這些營養素無法在體內製造，所以要用心積極的攝取。但是水果的含糖量高，須注意避免攝取過多。

何謂均衡的飲食？

所謂均衡的飲食，是指攝取均衡必須營養素，沒有過與不及的情形。在此將介紹不用專業知識，簡單設計「均衡菜單」的訣竅。

輕鬆利用三盤 檢視營養是否均衡

為了身心健康、長壽，規律、正確的攝取營養均衡的食物相當重要。

話雖如此，但對於缺乏營養學知識的人來說，一面考慮各食品中所含的榮養素，一面設計營養均衡的優良飲食，似乎略有難度……

因此，在此我要介紹即使沒有專業知識，也能設計出營養均衡食譜的方法。

那就是用餐時，刻意準備「主食」、「主菜」、「副菜」三盤（分類）的食譜。這就像和食的一湯三菜或一湯二菜，被認為是理想的飲食模式。

譬如，「主食」是飯、麵或麵包等，主要提供碳水化合物。

「主菜」的特色是，大多為含有大量蛋白質和脂肪的肉、魚、蛋和大豆等食品。

「副菜」以蔬菜和薯類等為中心，能攝取可調整身體狀態的維生素、礦物質和食物纖維。

再加上「湯品」、「水果」和「乳製品」補充不足，就變得更均衡。此外，若能分別了解「主食」、「主菜」、「副菜」的主要材料、作用和適當量等重點，會更容易有效率的設計出均衡的食譜（→P.13）。

也能應用在不易了解 內容的外食和中食

外食或中食＊固然有其方便性，但因為不易了解使用的食材，所以很難檢視食品中所含的營養，但是如果套用「主食」＋「主菜」＋「副菜」＋α的「三盤」模式，就能輕鬆加以檢視。

此外，料理即使盛在一個盤子裡，只要拆解為三盤來考量，就容易弄清營養成分。

＊中食／是指介於外食與家庭料理之間，像外買料理或便當等回家中食用的餐點。

每天的飲食以三盤＋α為基準

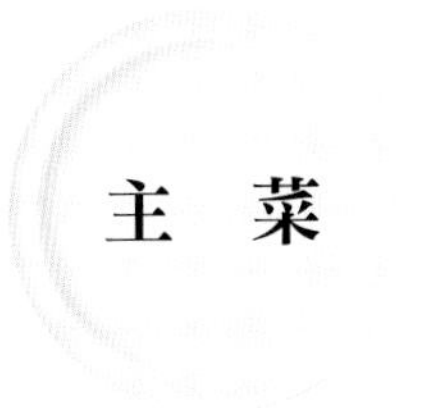

- 主材料／料理的中心含有海鮮、肉類、蛋、大豆、大豆製品等，總計有50g以上。
- 主要營養素／蛋白質、脂肪等。
- 作用／蛋白質是構成肌肉、血液等身體組織、酵素和荷爾蒙的材料。脂肪是高效率的熱量來源。
- 適量／基本上不可太多或太少，適量為宜。

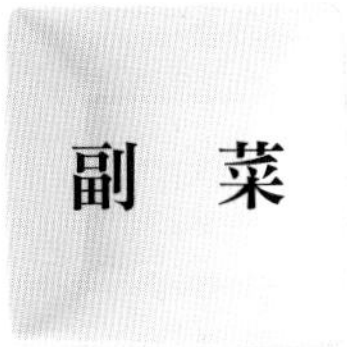

- 主材料／料理中，使用蔬菜、薯類、蘑菇、海藻等總計50g以上。以補充不足的營養，並增加季節感和色彩。
- 主要營養素／主要是維生素、礦物質和食物纖維等。
- 作用／維生素能促進營養素代謝與身體的新陳代謝，礦物質能維持身體組織的機能。食物纖維有整腸作用。
- 適量／蔬菜一天大致攝取350g。

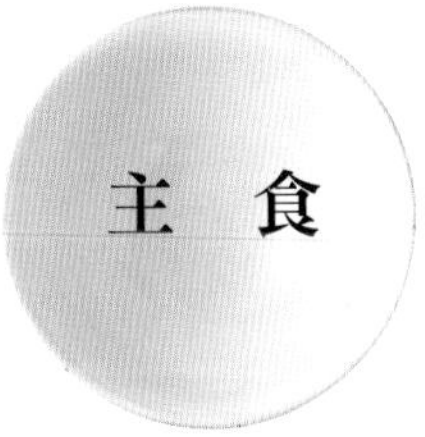

- 主材料／一人份含有米、小麥等穀類 50g以上的料理，或米飯、麵包、麵類料理等。
- 主要營養素／主要是碳水化合物（醣類）。
- 作用／碳水化合物（醣類）在體內被消化吸收後，成為身體熱量來源的葡萄糖。
- 適量／成人的情況是米飯約150g，六片包裝的麵包為1片半（90g）的分量最適當。

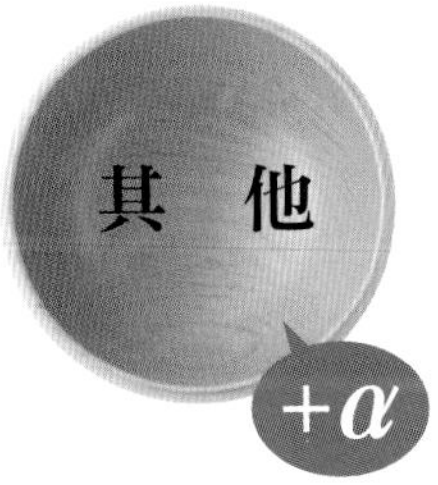

- 主材料／除了湯品的蔬菜外，還有果汁、鮮奶和乳製品等。
- 主要營養素／維生素、礦物質和食物纖維等。
- 作用／補充主食、主菜、副菜中沒有攝取到的營養素和水分。
- 適量／成人的情況是水果一天大致攝取200g，鮮奶一天攝取200ml為標準。

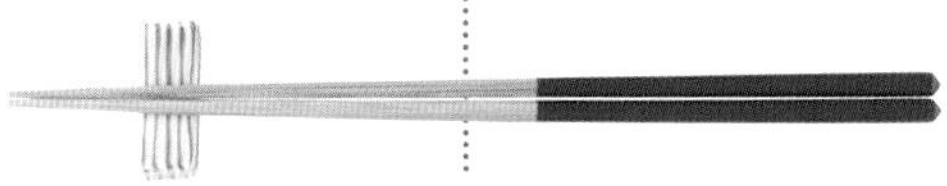

營養均衡飲食的5大組合原則

並非只要掌握「主食」、「主菜」和「副菜」三項就行了，餐點的分量和內容也很重要。

1 遵守適量攝取

雖然營養均衡達到滿分，但是分量太多或太少的話，會造成營養過剩或不足，很難維持健康。請遵守適量攝取的原則（請參照上文）。

2 不重複相同種類

基本上主食、主菜和副菜，每種都攝取不同的內容。重複的話營養將失衡。

✕範例→拉麵配飯＝（主食×２）等

3 不採取相同烹調法

一次的餐點中若採取相同的烹調法，味道會變得單調，油和鹽的使用量也可能增加。

✕範例→漢堡肉×意大利麵＝（炒×２）等

4 不使用相同的主材料

同時食用多種食物，易攝取到均衡的營養。相反的使用相同材料，營養素種類將不足。

✕範例→雞蛋捲＋蛋花湯＝（蛋白質×２）

5 只有一份使用油的料理

在一次的餐點中，只有一樣料理使用油，這樣能減少油脂量，也可避免攝取過多熱量。

✕範例→炒蔬菜＋薑炒豬肉

營養素是我們的生命本源

我們仰賴從每天的餐飲中攝取所需的營養來維生。日積月累的日常飲食關係到我們健康或生病。

今後要講求「選食力」

在進入飽食時代很久的今天，世界各處充斥著龐大數量的食品與飲食相關資訊。

我們要從中挑選出含有自己真正需要營養素的食品和資訊，維持營養均衡的飲食，是相當困難的事。

不過人類花了很長的時間，已掌握讓營養更均衡的食物組合方式，以及加工烹調的智慧。

為了打造健康的身體，適切選擇自己真正需要的食品（營養素），需要具備組合食材的「選食力」。

為了掌握那樣的能力，必須先了解食材特性、營養素和有效的烹調法等這些基本的相關知識。

營養素是我們的生命本源

食品中不論含有多棒的營養素，放著不吃不會產生任何作用。我們食用各種食品後，營養素進入體內被消化、吸收，經由身體分解、合成，才開始轉化為有益人體的成分。

營養素除了作為維生的熱量外，也是構成我們身體細胞的材料。

換言之，透過飲食的行為，我們的生命得以存在與維繫。各式各樣豐富多彩的營養素，每一種可以說都是創造我們生命的本源。

飲食即是生存大事。但是，若只是填飽肚子還不夠，吃飯的氣氛也很重要。和家人、朋友快樂的圍著餐桌吃飯，能為心情帶來很好的影響，這樣才能增進養分的吸收力，消除壓力等，過著身心同時被滿足的飲食生活。

食品中的營養成分透過飲食，
成為體內細胞的原料構成身體，
調節身體的狀態，
轉化為維繫生命的能量。

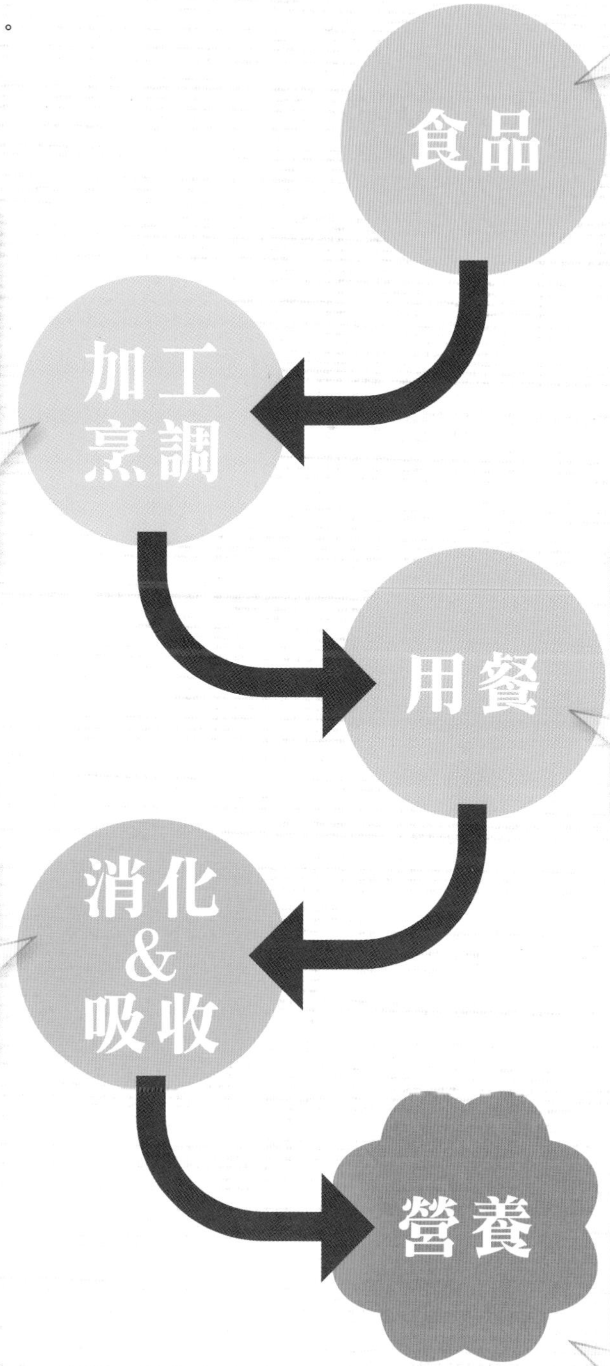

營養素是
生命力的本源

食品中充滿各種營養成分與功效。拜如此豐富多樣的營養素之賜，我們得以維持生命。

選取簡單、
安全的食品

即使是相同的食材，透過不同的加工和烹調法處理，會成為截然不同的食品或料理。現在受惠於加熱調理和加工食品的普及，殺菌、保存技術的提升，我們才能安心的食用食品。

不光是品質
氣氛也很重要

用餐不只是為了填飽肚子，用餐環境和氣氛也很重要。和家人及令人愉快的人一起用餐，連心情也能獲得滋養。

充分咀嚼
有助消化

用餐時吃進身體的食物，經由消化酵素分解（消化）後，在體內被吸收。

身體是個
小型化學工廠

被身體吸收的營養成分，透過分解、合成的化學變化，成為容易吸收的形式，轉化為身體的本源與能量等，藉由各種作用來維繫生命活動。

身體的必需「營養素」的種類和作用

營養素中，「碳水化合物」、「脂肪」和「蛋白質」特別被稱為三大營養素，它們是生命活動中不可或缺的能量來源。再加上調整身體生理作用的「維生素」和「礦物質」，並稱為五大營養素。了解它們各別的作用，也有助設計出營養均衡的美味食譜。

消化、吸收、代謝

碳水化合物

它是形成身體能量的成分。分成可被消化吸收的醣類，及不被消化吸收的食物纖維。醣類較易被消化、吸收，是高效率的能量來源。

● 含量多的食材：米飯、麵包、麵類、薯類、豆類、水果、砂糖等。

脂肪

即使少量也能轉化為高能量。未用完的脂肪成為中性脂肪被儲藏，具有維持體溫和保護內臟的功用。也能促進脂溶性維生素（β-胡蘿蔔素等）吸收。

● 含量多的食材：植物油、魚油、奶油、豬油、牛油、堅果、海鮮類等

蛋白質

它是構成身體的肌肉、內臟、皮膚、頭髮等的重要主成分，也是調節身體機能的荷爾蒙、酵素和免疫抗體的根本營養素。

● 含量多的食材：肉、海鮮、大豆、大豆製品、蛋、牛奶、乳製品等。

維生素

它是為了維持身體機能，適當運作不可缺少的微量營養素。由碳、氫、氧、氮等組合成的有機化合物。

● 含量多的食材：蔬菜、薯類、水果、穀類等中含量豐富。魚、肉類中也含有。

礦物質

它是源自無機質（礦物）的成分，是構成身體的骨骼、牙齒等的材料，能調節身體機能。鈣、鎂、鉀、鈉等為其代表。

● 含量多的食材：特點就像乳製品中含有鈣，肝臟中含有鐵般的各項食品。

營養素以外的機能性成分

也被稱為植物化學成分（phytochemical），如多酚、β-胡蘿蔔素等植物性食物的「色素」、「澀味」、「香味」的成分等，具有強力抗氧化力。

● 含量多的食材：主要在蔬菜、豆類和薯類等中含量豐富。

主要成為熱量

它們是支撐生命活動，維繫生命的必要能量。順帶說明，碳水化合物和蛋白質各1g，分別約能轉化為4kcal，脂肪1g約轉化為9kcal熱量。

主要構成身體

它們是構成肌肉、內臟、血液和骨骼等的身體組織的主要成分。蛋白質是維持酵素、荷爾蒙、免疫抗體等身體機能的基本成分，而脂肪是細胞膜的成分。

主要調節身體狀況

主要是維持碳水化合物、蛋白質和脂肪的代謝，讓攝取太多對身體有不良影響的活性氧變無害，預防生活習慣病等，在健康生活中擔任潤滑油的角色。

第2章 打造健康身體的「和食」食譜

常吃魚的人不易癡呆！

讓你活力健康到100歲的「魚類」料理

利用青背魚讓濃稠血液變清暢

近幾年，列入日本人死亡原因排名的腦梗塞和心肌梗塞，這兩項生活習慣病的致病原因之一是「血液濃稠」。

那是因為長期過度攝取膽固醇、脂肪和糖分，造成血液黏度上升的狀態。一旦有此情況，血管容易被堵塞，變得脆弱，也是形成各種疾病與不適的原因。

「魚類」被認為對改善「濃稠血液」有效。

吃魚能夠活力長壽

關鍵在於魚肉中所含的油脂。生活在冰冷水中的魚類，儘管低溫血液依然能夠流動。比魚類體溫高的人類食用後，魚脂在人類體內也不會凝固，能夠流暢的運行。

魚類脂肪中所含的ＤＨＡ（二十二碳五烯酸）和ＥＰＡ（二十碳五烯酸），**具有降低膽固醇，保持血液清暢**的作用。而且ＤＨＡ中，據說還含有活化腦部功能，增進記憶力，也就是能預防一般所謂的老年癡呆的效果。

魚肉中富含ＤＨＡ和ＥＰＡ，尤其是沙丁魚、竹筴魚、青花魚、秋刀魚等青背魚含有更多的量。因為這些成分存在魚皮與魚肉之間，所以連魚皮食用更為理想。

沙丁魚

沙丁魚除了富含優良蛋白質外，能有效預防生活習慣病（lifestyle related disease）的DHA和EPA的含量，在青魚中也是名列前茅。它能降低膽固醇和中性脂肪，加速血液的循環，另外強化血管的功用也值得期待。

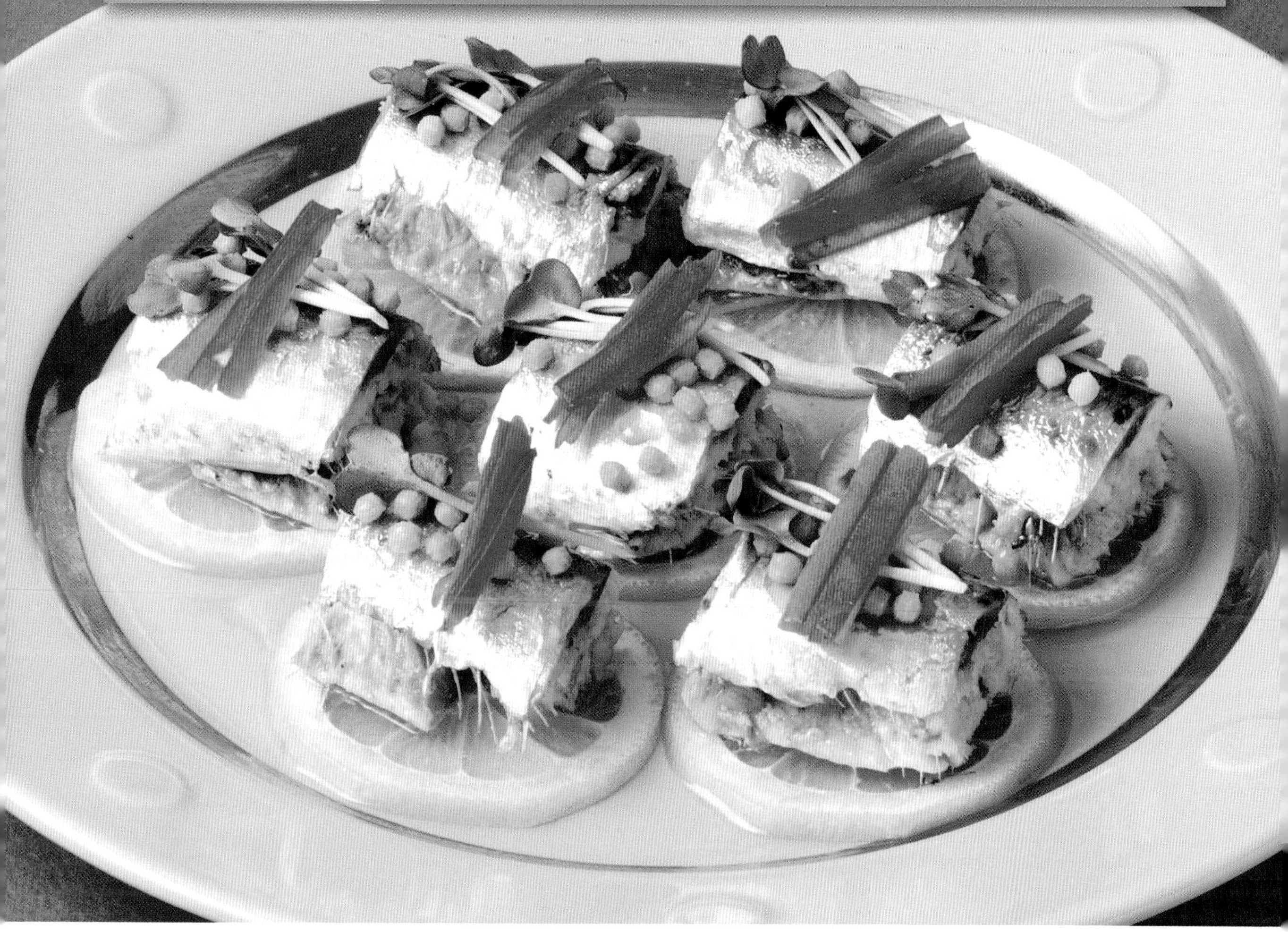

減少壞膽固醇，血液清暢效果

油封沙丁魚

預防高血壓　血液清暢效果　降低膽固醇　增強免疫力　預防失智症

材料（3～4人份）

日本鯷（Engraulis japonicus，俗名苦蚵仔）4尾（約300g）　A〔水1又1/2杯／鹽30g〕／B〔大蒜（切片）1瓣份／紅辣椒1條／檸檬（切片）4～5片／月桂葉1片／胡椒粒3～4粒〕／橄欖油適量／洋蔥（切片）1/4個份／蘿蔔嬰、彩色甜椒（紅）、茶泡飯用霰餅（arare）各少量

作法

1 日本鯷剔除魚鱗和魚頭，去除內臟，用手從中劃開魚肉去除魚骨後，用水清洗，擦乾水分。

2 混合A製作鹽水，放入1的日本鯷醃漬約2小時。

3 取出2排放在鍋底，放入B的材料，倒入分量約能蓋住魚的橄欖油，以小火加熱，保持75℃約油煮*30～40分鐘。

4 日本鯷熟透，油的泡沫變小後熄火，加入洋蔥，連鍋一起放涼。

5 完全變涼後，移入保存容器中約冷藏2～3天。食用時取出盛入容器中，再裝飾上蘿蔔嬰，霰餅和紅椒絲。

重點筆記

・冷藏的話約可保存1個月。
・烹調重點在於不是用油「炸」，而是用油「煮」的感覺慢慢的加熱煮熟。
・這道料理除了能搭配葡萄酒和麵包外，和醬油也很對味，建議可搭配和風通心麵，或放在飯上製成蓋飯風料理，或是添加香味蔬菜。

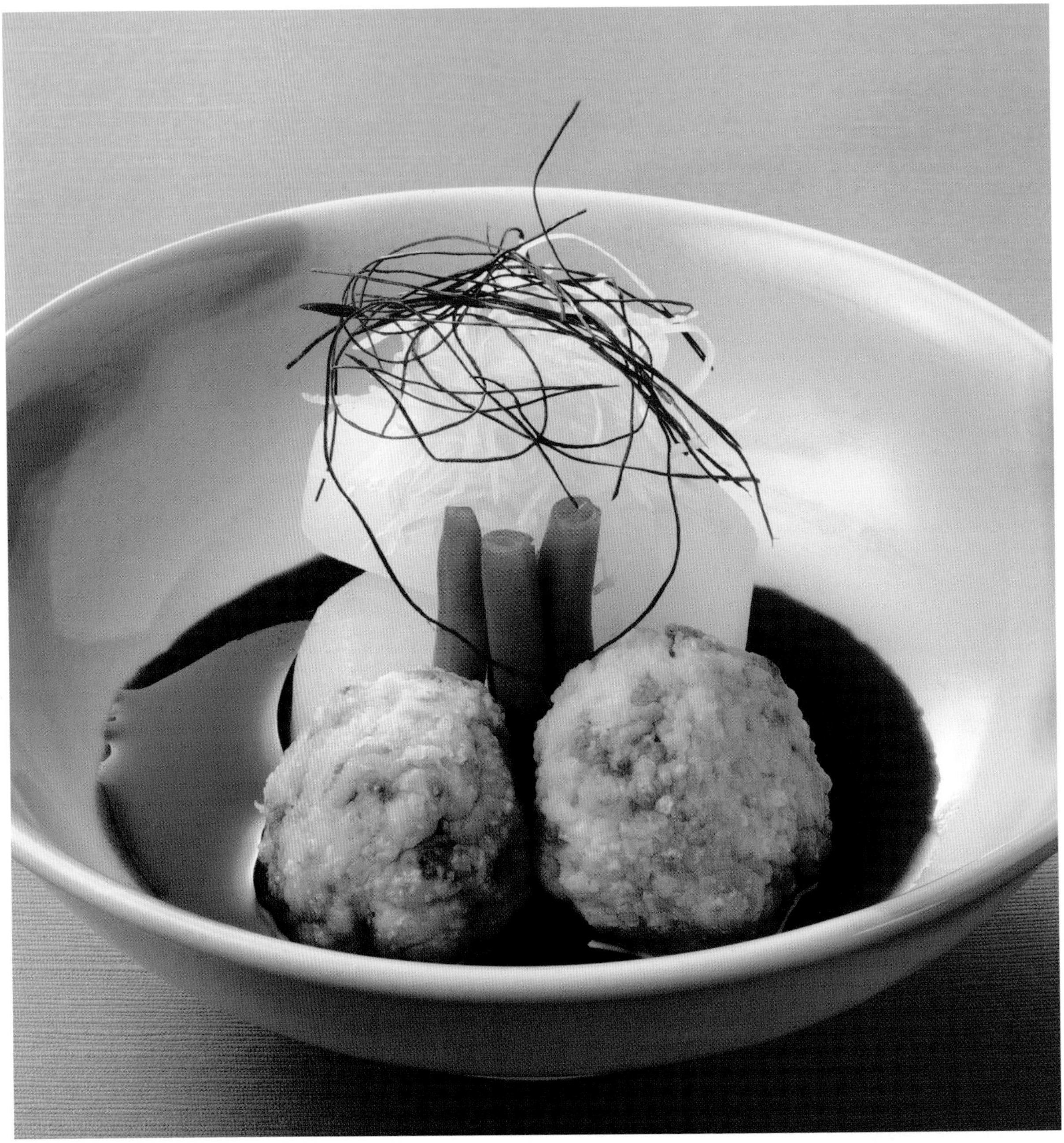

富含維生素C＆食物纖維

沙丁魚魚丸和蘿蔔甜辣煮

預防癌症　預防高血壓　血液清暢效果　降低膽固醇　美膚效果　整腸作用

材料（2人份）

沙丁魚（中）3條／薑泥少量／白蘿蔔2cm份／山藥（或佛掌山藥）10g／山椒粉少量／麵粉適量／炸油適量／A〔高湯180ml／酒1大匙／砂糖3大匙／味醂2大匙／醬油1大匙／溜醬油少量〕／四季豆（水煮過）2～3根／白蘿蔔絲、辣椒絲各少量

作法

1 沙丁魚剔除魚鱗和魚頭，再去除內臟。用手從中劃開魚肉去除魚骨後用水清洗，擦乾水分，再分切成三片。

2 將1的沙丁魚肉放入食物調理機中，或用刀剁成泥狀。

3 將山藥磨碎，和薑泥，山椒粉一起加入2中混合，揉成方便食用的圓球狀。以170℃的油油炸，瀝除油分後沾上麵粉。

4 白蘿蔔切成半月形厚片，水煮到用竹籤能刺穿的程度。

5 在鍋裡放入A的所有材料，煮沸後轉小火，加入3和4煮透。

6 盛入容器中，淋上5的煮汁，佐配四季豆、白蘿蔔絲和辣椒絲。

淋上檸檬，油炸品也很爽口

炸青蔥沙丁魚捲

預防高血壓 血液清暢效果 降低膽固醇 預防失智症 增強免疫力

材料（2人份）

沙丁魚2條／青蔥100g／鹽1小撮／胡椒少量／麵粉適量／蛋1個／麵包粉適量／獅子唐辛子（譯註：一種前端狀似獅子頭的青辣椒，口感似青椒）4條／炸油適量／檸檬1/8個

作法

1 沙丁魚剔除魚鱗和魚頭，去除內臟。用手從中劃開魚肉去除魚骨後用水清洗，擦乾水分。

2 青蔥切成10cm長。

3 在1剖開的沙丁魚肚中，撒鹽和胡椒，再撒上麵粉放入2的青蔥捲包起來，捲好後用牙籤固定。

4 將3陸續沾上麵粉、蛋汁和麵包粉。獅子唐辛子用牙籤扎數個孔後，同樣沾上麵衣，分別以170℃的油油炸。

5 將4盛入容器中，佐配月牙形檸檬片。

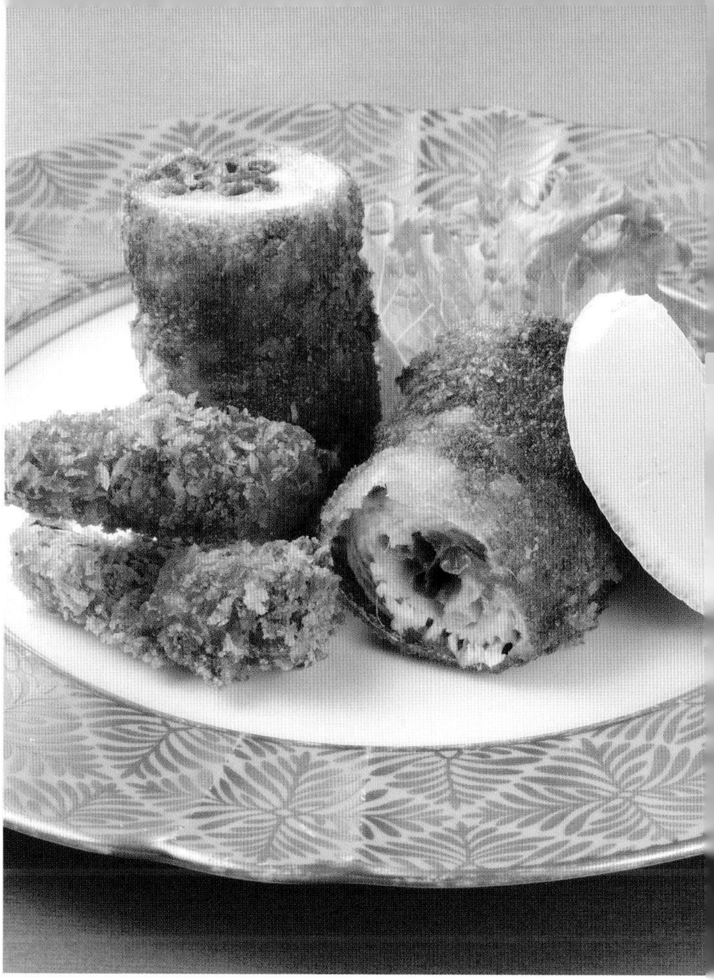

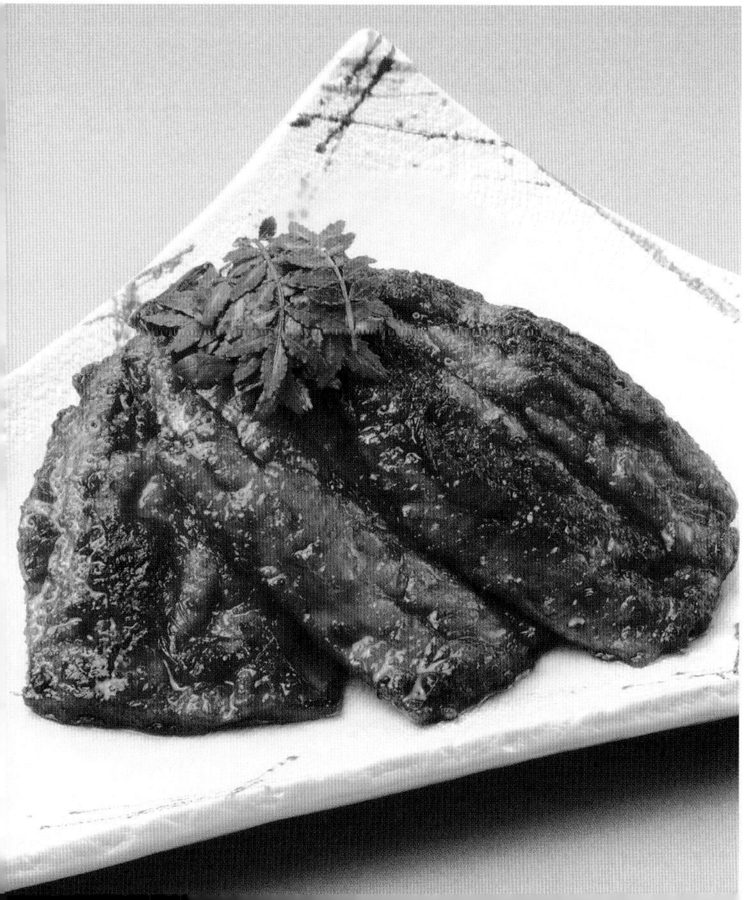

提升記憶力！防止老化＆癡呆

蒲燒沙丁魚

預防高血壓 血液清暢效果 降低膽固醇 預防失智症

材料（4人份）

沙丁魚8條／鹽1小撮／麵粉適量／沙拉油適量／A〔味醂，醬油各4大匙／酒2大匙／砂糖2小匙〕／山椒粉、樹芽各少量

作法

1 沙丁魚剔除魚鱗和魚頭，去除內臟，用手從中劃開魚肉去除魚骨後，稍微撒鹽，用水清洗後，充分擦乾水分。

2 在1上沾滿麵粉，抖落多餘的粉，放入已加熱沙拉油的平底鍋中，以中火來煎。兩面都煎過後，加入所有A的調味料，熬煮到湯汁收乾。

3 魚肉全部入味後熄火，盛入容器中，撒上山椒粉，裝飾上樹芽。

秋刀魚

秋刀魚中含豐富的優質蛋白質，以及對生活習慣病有效的DHA和EPA。連內臟和魚骨一起食用，還能攝取維生素和礦物質。此外還含有大量能消除疲勞的牛磺酸。

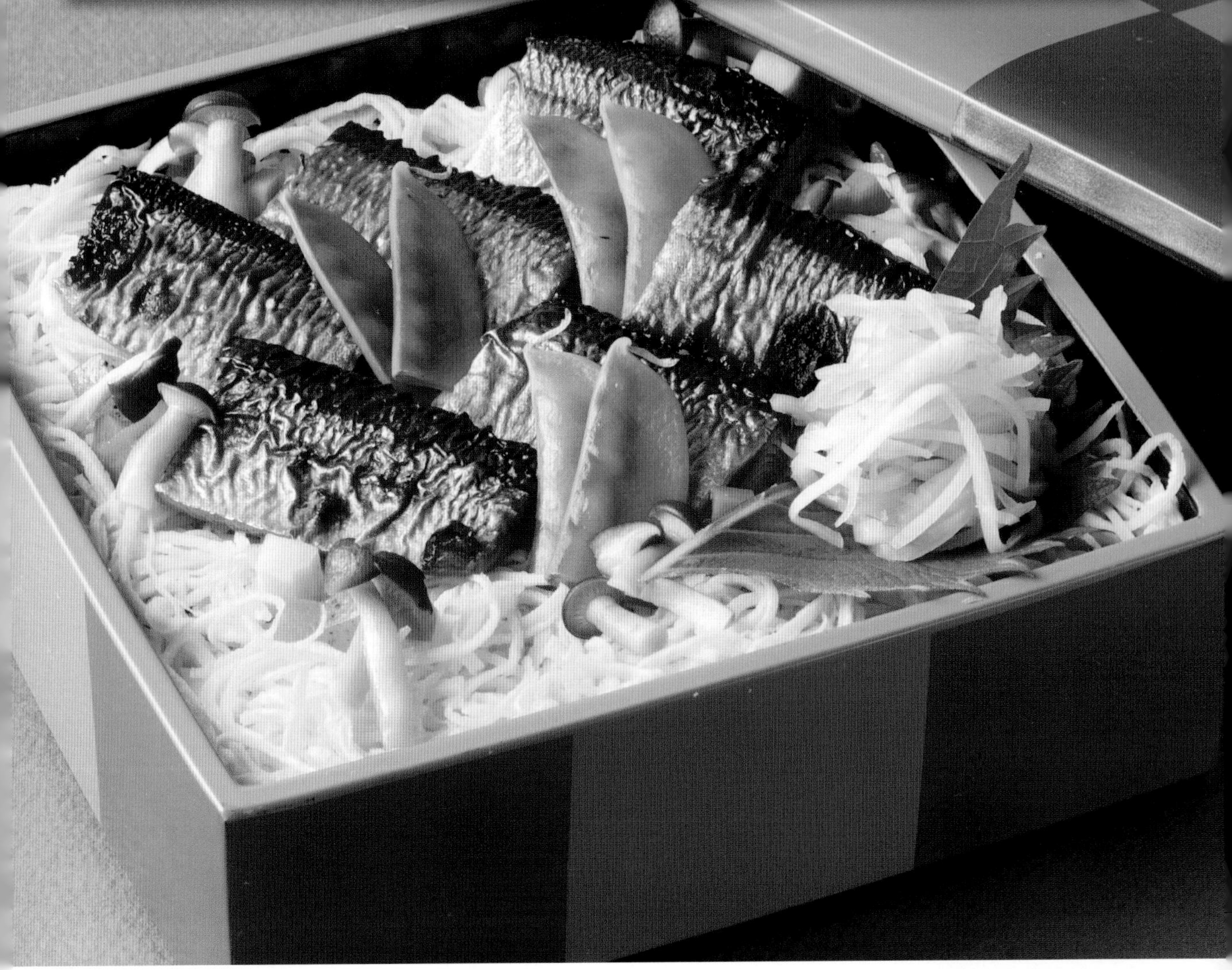

透過鈣×醋提升吸收率

秋刀魚五彩壽司

預防高血壓　血液清暢效果　降低膽固醇
預防失智症　滋養強壯　消除疲勞

材料（4人份）

秋刀魚2條／A〔酒，醬油各1/4杯／味醂1/2杯〕／胡蘿蔔80g／豌豆莢4片／蓮藕80g／蛋2個／蒟蒻1/4片／鴻禧菇20g／八方高湯（p.68）適量／剛煮好的米飯400g／壽司醋*1/2杯／檸檬汁（或醋橘汁）1大匙／甜醋醃薑20g

重點筆記

・壽司醋的作法／將醋1杯、砂糖150g、鹽45g、海帶（5cm正方）1片混合，煮開後放涼再使用（方便製作的分量）。

作法

1 秋刀魚分切為三片，剔除小魚骨，放入A中醃漬30分鐘。

2 取出秋刀魚，一面用1的醃漬液塗抹魚肉2～3次，一面用燒烤爐烤到恰到好處，再切成恰當的大小。

3 胡蘿蔔，蓮藕，蒟蒻分別切碎。鴻禧菇清除土屑後弄散。分別用八方高湯稍煮。

4 豌豆莢用鹽水迅速汆燙，泡冷水後瀝除水分。

5 蛋製作蛋絲。甜醋醃薑切絲。

6 製作壽司飯。混合壽司醋和檸檬汁，淋在剛煮好的飯上，用勺子將整體混勻。

7 在容器中盛入6的壽司飯，放入2～5的配料增添豐盛感。

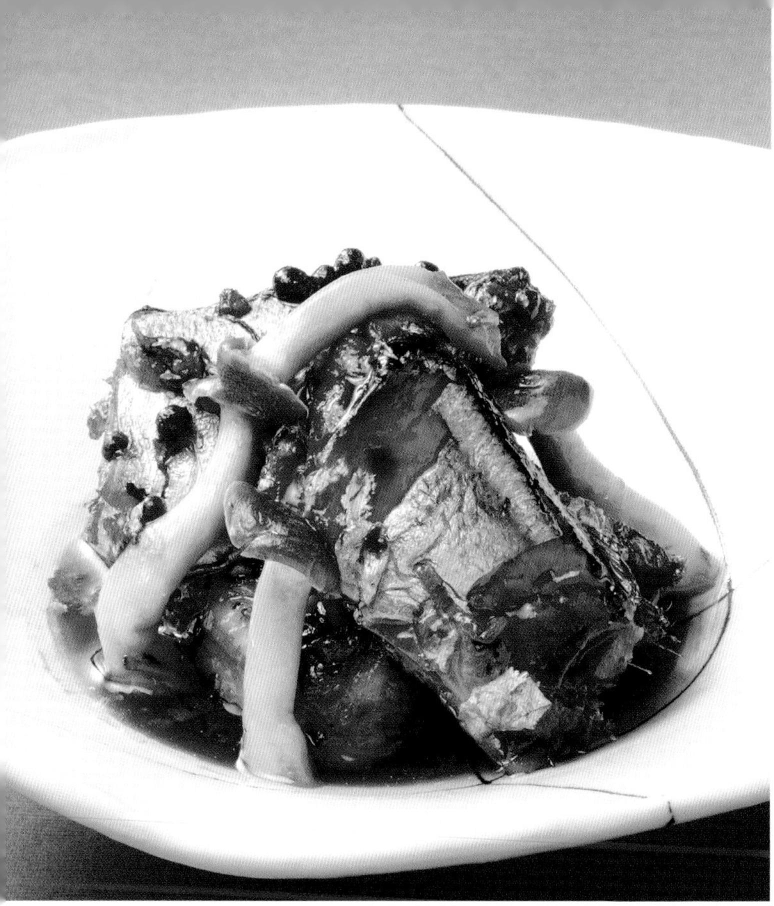

減少中性脂肪的理想組合

秋刀魚時雨煮

預防高血壓　血液清暢效果　降低膽固醇　預防失智症　預防骨質疏鬆

材料（4人份）

秋刀魚4尾／生薑20g／醋1又1/2杯／醬油1杯／酒，味醂各1/2杯／鴻禧菇1/2包／綠花椒佃煮1大匙

作法

1 秋刀魚洗淨黏液，切除魚頭，切成一口大小的圓筒狀，用筷子夾出內臟。用水洗淨後擦乾水分。

2 生薑清洗乾淨，連皮切薄片。

3 在鍋裡放入秋刀魚，醋和2生薑，以大火加熱，煮沸後轉中火燉煮。

4 在3中加入醬油、味醂和酒，以中火燉煮，加入綠花椒佃煮和鴻禧菇，煮到煮汁收乾為止。

重點筆記

・若沒有綠花椒佃煮，也可以省略不用。

（譯註：時雨煮為日本傳統料理法，是一種加入生薑的佃煮，主材料為貝類等海鮮或牛肉。）

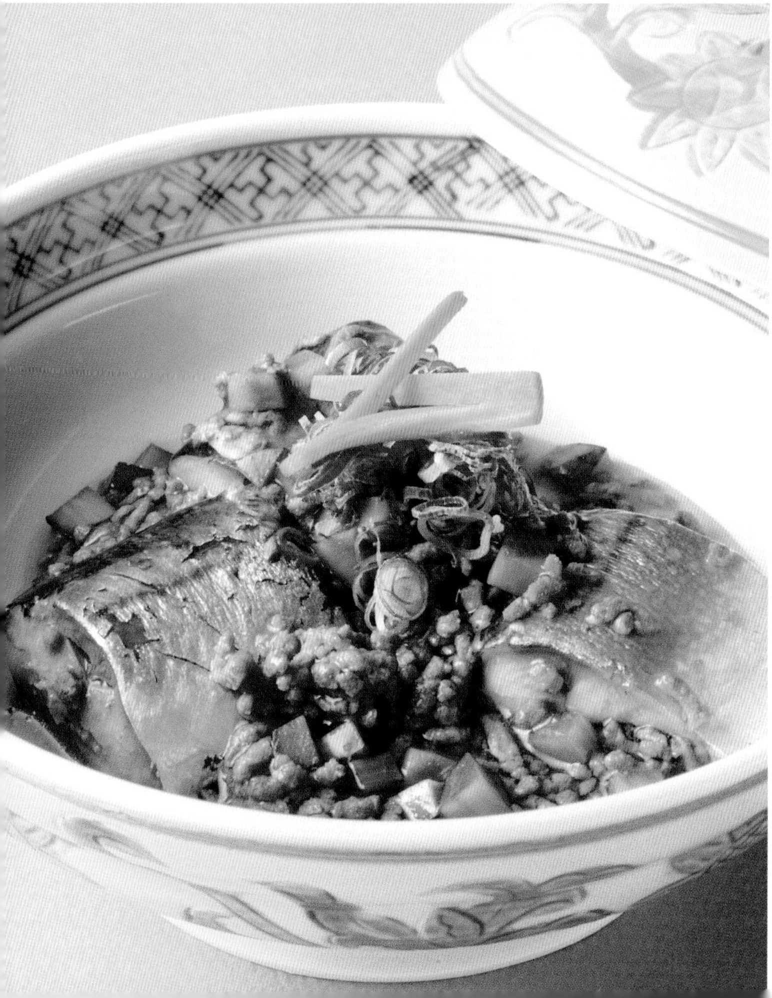

有效活用食物纖維的代表食物一牛蒡

絞肉燉牛蒡秋刀魚

預防高血壓　血液清暢效果　降低膽固醇　預防失智症　整腸作用

材料（4人份）

秋刀魚1尾／牛蒡1根／豬牛混合絞肉200g／薑泥適量／調水片栗粉汁2大匙／A〔高湯2杯／味醂、酒各2大匙／砂糖2小匙／薄口醬油2大匙／鹽適量〕／青蔥（切蔥花）適量／胡蘿蔔（切花）少量

作法

1 秋刀魚洗淨黏液，切除魚頭，切成一口大小的圓筒狀，用筷子夾出內臟。用水洗淨後放入熱水中將外表燙熟。

2 豬牛混合絞肉也用熱水迅速燙熟。

3 牛蒡洗淨，切成好食用大小，用洗米水（分量外）煮到變軟，放入水中漂洗5分鐘。

4 在鍋裡放入A的所有材料，煮沸製作混合高湯，加入3的牛蒡以中火熬煮。煮至五分入味後，加入1的秋刀魚以小火煮10～15分鐘。

5 味道融合後，加入2的混合絞肉，倒入片栗粉汁勾芡，擠入薑泥汁。盛入容器中，撒上青蔥和胡蘿蔔。

鯖魚

鯖魚是最具代表性的青背魚。秋季時鯖魚的脂肪豐厚最為美味。肉質中除了含有DHA和EPA等優質脂肪外，也富含能強化黏膜功用的維生素B^2。

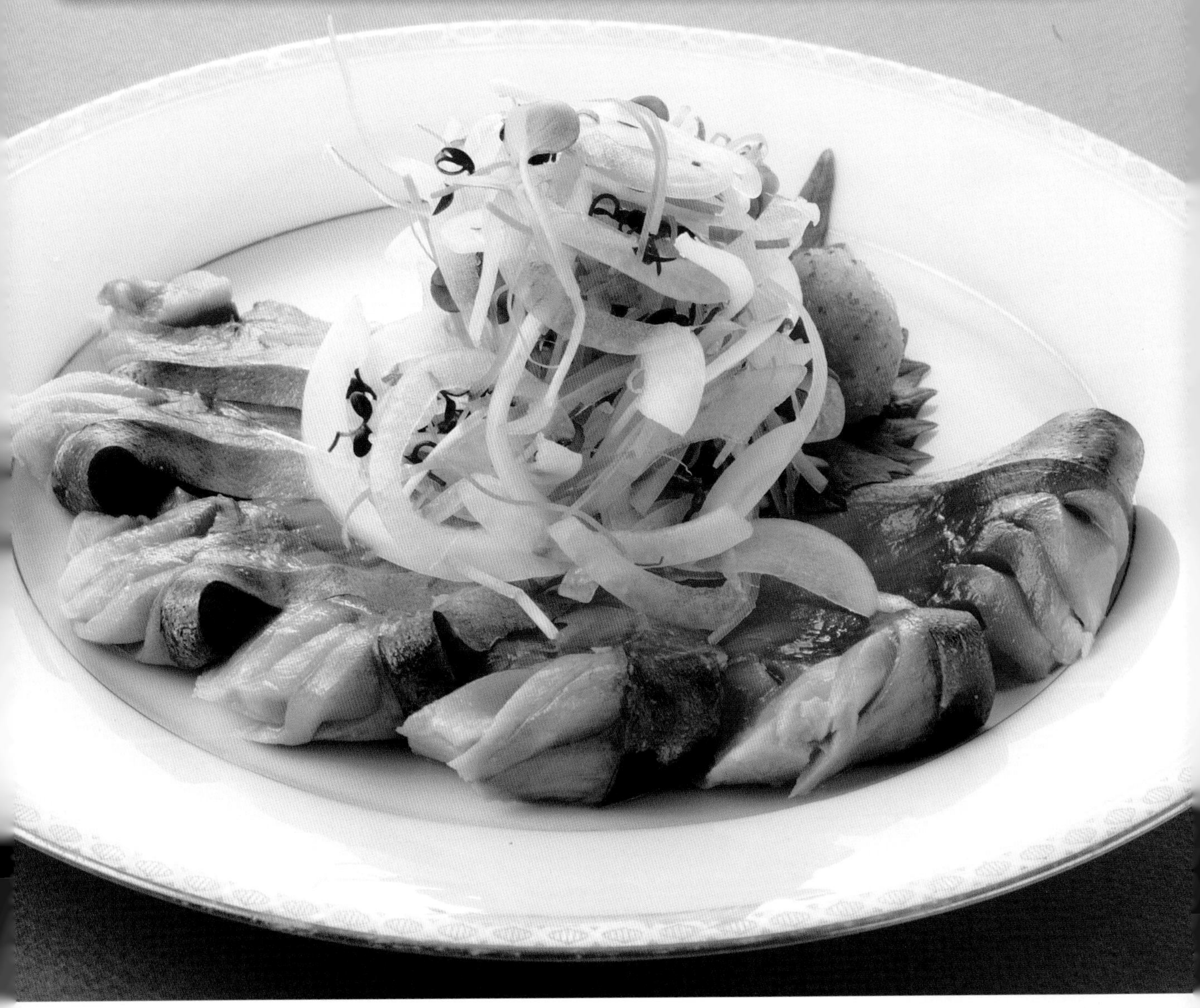

富含油脂的鯖魚中加入大量洋蔥，清爽又美味

鯖魚生魚片（tataki）佐洋蔥片

預防高血壓｜血液清暢效果｜降低膽固醇｜預防失智症｜預防口腔炎｜消除疲勞

材料（2人份）

青花魚1條／鹽適量／醋適量／洋蔥（中）2個／胡蘿蔔30g／青蔥1/2根／白蘿蔔100g／一味唐辛子少量／綠紫蘇葉，蘿蔔嬰各適量／柑橘醋適量

作法

1 青花魚分切三片，剔除中骨。在魚片上塗滿鹽，靜置40分鐘後用水清洗，放入醋中浸漬45分鐘。

2 擦除2的青花魚的水分，用噴槍或是平底鍋將魚片煎烤至「外熟內生（tataki）」，刀刃垂直下切將魚片切成將近1cm厚。

3 洋蔥切薄片，胡蘿蔔切絲，青蔥切蔥花，分別用水漂洗後瀝除水分。在這些蔬菜中加入蘿蔔嬰混合備用。

4 白蘿蔔磨碎，依個人喜好加入一味唐辛子，製作辣蘿蔔泥。

5 在容器中放入綠紫蘇葉，放上2，加上3和4，再淋上柑橘醋。

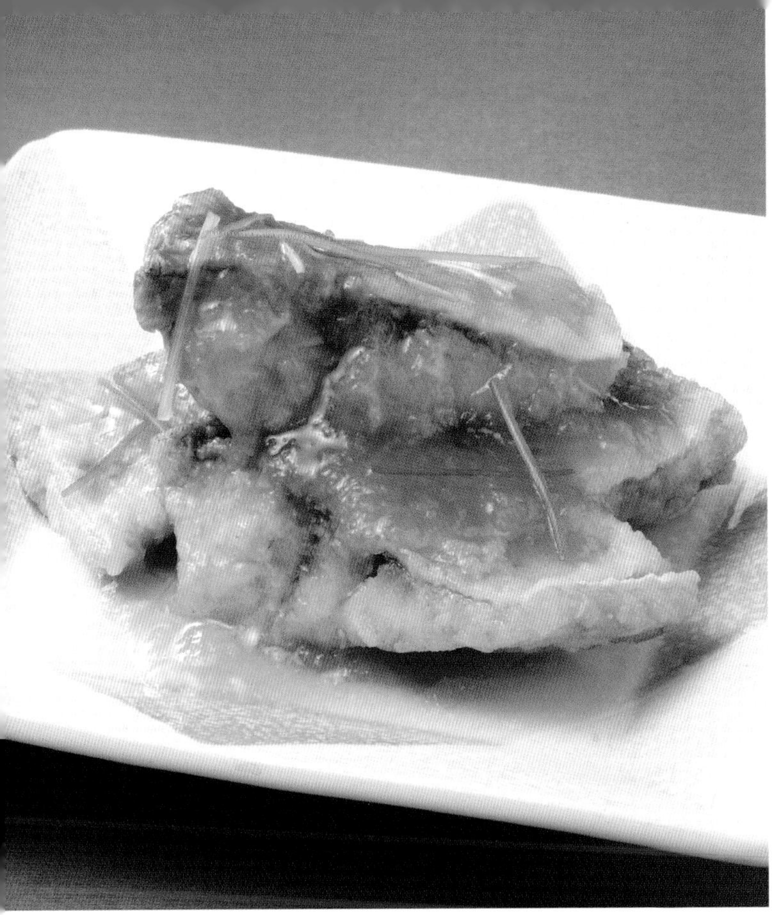

要訣是加入白蘿蔔泥後不煮沸

鯖魚雪煮（mizoreni）

預防高血壓　血液清暢效果　降低膽固醇　預防失智症　促進消化　預防口腔炎

材料（4人份）

鯖魚（魚片）4片／白蘿蔔300g／生香菇4朵／麵粉適量／炸油適量／A〔高湯2又1/4杯／味醂，薄口醬油各1/4杯／砂糖1小匙〕／鴨兒芹的莖（切成2～3cm長）2根份／一味唐辛子（視個人喜好）適量

作法

1 青花魚沾滿麵粉後抖落多餘的粉，用170℃的油炸成金黃色，瀝除多餘油分。

2 白蘿蔔磨泥攤放在竹捲簾上，瀝除水分。生香菇切除根底切絲。

3 在鍋裡放入A的所有材料，加入1、2以中火加熱，煮沸後熄火盛入容器中，佐配上鴨兒芹，視個人喜好撒上一味唐辛子。

重點筆記

・也可用七味唐辛子取代一味唐辛子。

經典魚類料理對健康也有良效

鯖魚味噌煮

預防高血壓　血液清暢效果　降低膽固醇　預防失智症　預防口腔炎　消除疲勞

材料（4人份）

青花魚（小）1條／蔥2根／A〔高湯1杯／砂糖3大匙／味醂、酒各1/4杯〕／味噌4大匙／樹芽少量

作法

1 青花魚切成2片，魚片再分切成容易入口的大小放入熱水中汆燙，取出泡涼水。充分去除血合肉擦去水分。（譯註：血合肉又名背條肉，位於背骨側邊，富含鐵質，呈暗紅色）。

2 蔥切成5cm長，表面煎至上色。

3 在鍋裡將A和1青花魚的皮面朝上放入，以中火加熱。魚肉熟透後放入味噌煮融，加入的2的蔥以中火煮至變濃稠。盛入容器中，裝飾上樹芽。

重點筆記

・味噌等青花魚熟透後再加入，這樣不會死鹹，料理風味更佳。

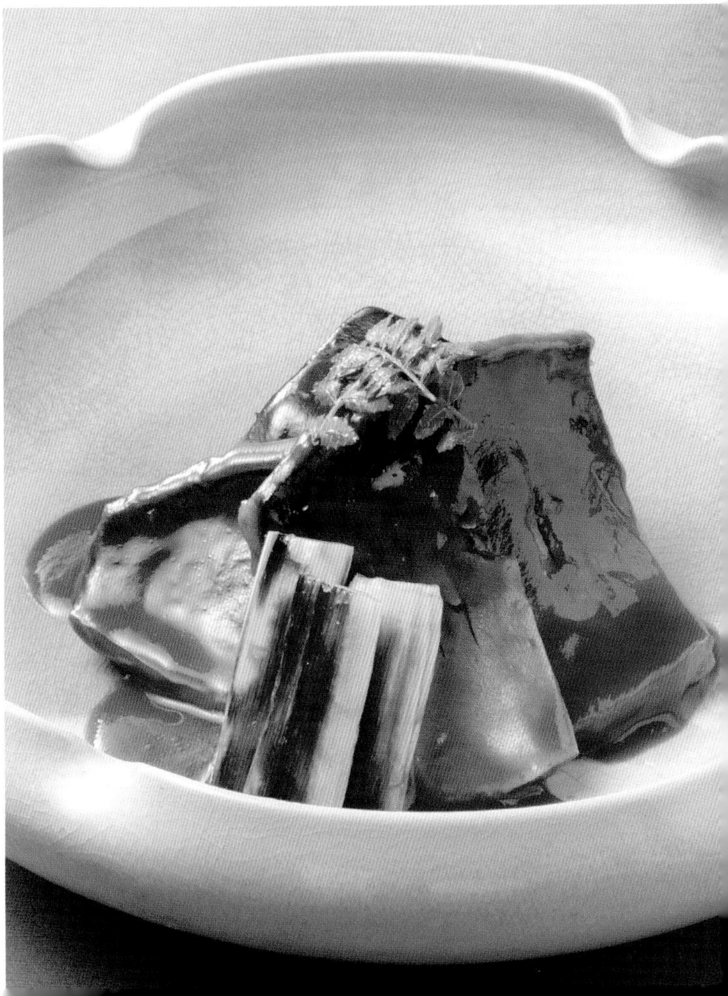

竹筴魚

竹筴魚除了含有身體成長不可或缺的DHA和EPA，也均衡富含維生素，鈣和牛磺酸等各種有益健康的豐富營養素。除非去皮使用，否則要刮除位於體側的尖銳「側線」鱗片。

香酥的雪餅麵衣讓人一吃上癮

和風煎竹筴魚　佐酸奶油

預防高血壓　血液清暢效果　降低膽固醇　整腸作用　預防失智症

材料（2人份）

竹筴魚2條／雪餅（okaki；又稱欠餅乾烤）30g／蛋1個／麵粉2大匙／鹽1小撮／胡椒少量／炸油適量／自製酸奶油*20g／檸檬1/8個／櫻桃蘿蔔1個

作法

1 竹筴魚分切三片，剔除中骨切成一口大小。

2 將乾烤的雪餅放入食物調理機（或用刀）中攪碎，用網篩過濾。

3 在1的竹筴魚中撒入鹽和胡椒，依序沾上麵粉→蛋汁→2的雪餅，放入170℃的油中炸成金黃色。

4 在容器中盛入3，放上切花櫻桃蘿蔔和月牙檸檬片，再擠上酸奶油。

重點筆記

・自製酸奶油的作法／鮮奶油1杯隔水加熱至人體體溫程度，加入3大匙原味優格混合變細滑，放入保存容器中加蓋，（冷藏大約30～40分鐘）讓它靜置直到凝固。

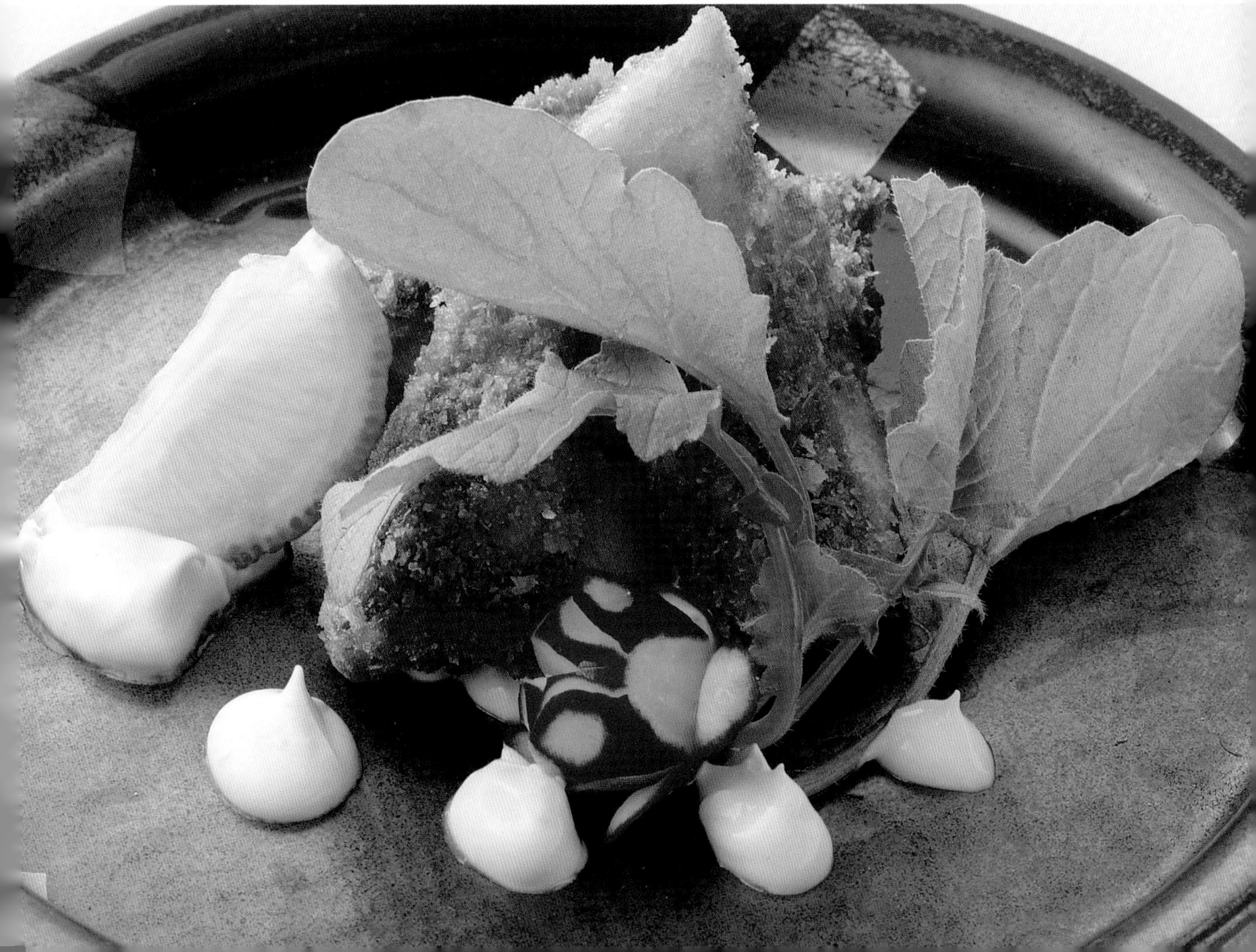

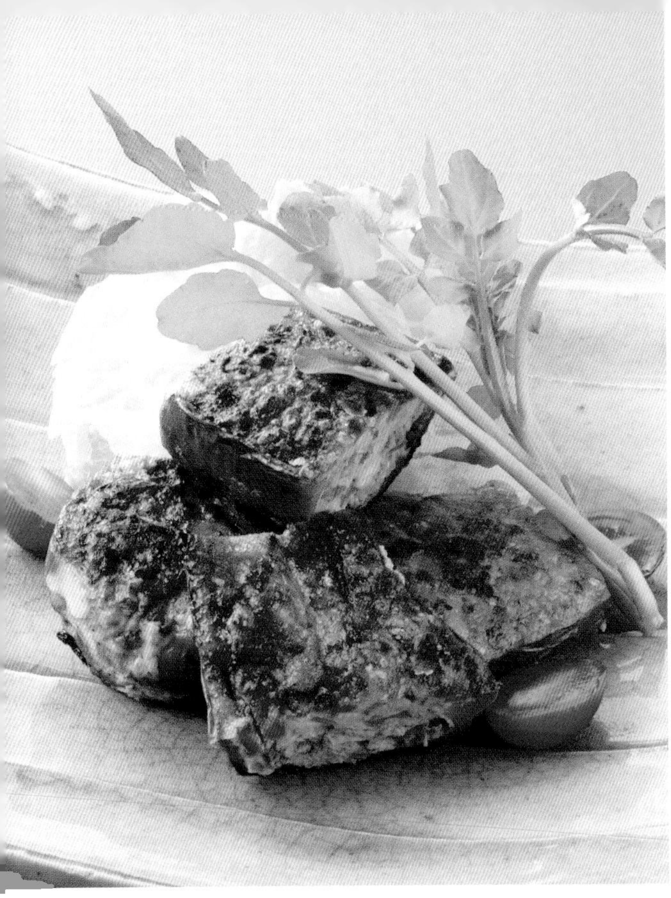

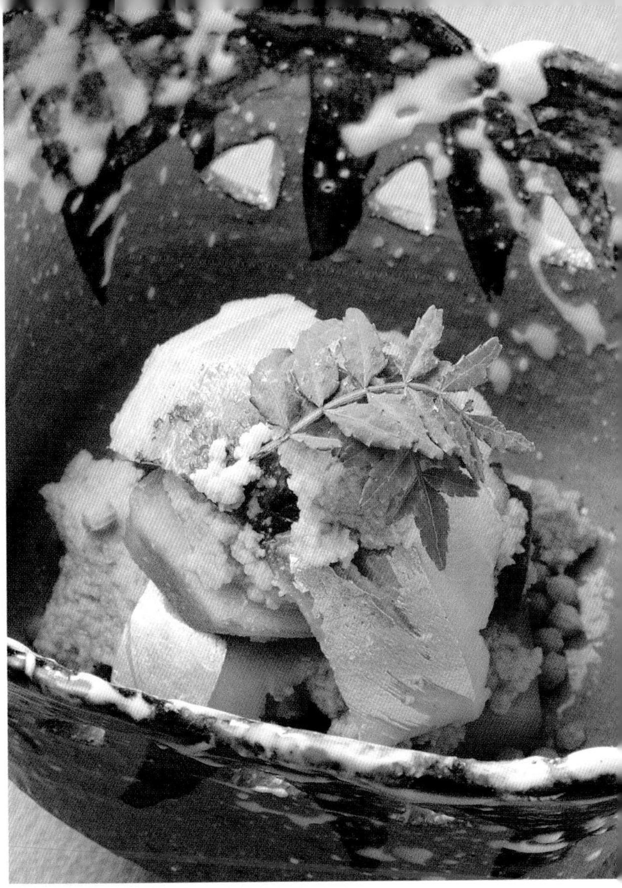

能強壯身體兼具預防生活習慣病

青椒鑲竹筴魚肉

預防高血壓　血液清暢效果　降低膽固醇　預防失智症

材料（1～2人份）

竹筴魚（攪碎）*150g／青椒3個／胡蘿蔔30g／洋蔥1/2個／四季豆4根／山藥20g／蛋白1個份／田舍味噌〔譯註：日本的味噌一般分為米味噌（大豆、米、鹽）、麥味噌（大豆、麥和鹽）和豆味噌（大豆和鹽）3種，田舍味噌屬於麥味噌〕10g／鹽1小撮／片栗粉少量／麻油適量／小番茄2個／水芹、萵苣各適量

作法

1 將青椒1個、胡蘿蔔和洋蔥分別切末，用保鮮膜包好，以微波爐加熱至變軟，稍微放涼備用。

2 四季豆用熱水汆燙，切碎備用。

3 山藥去皮用醋水（分量外）浸泡一下後磨成泥。

4 在鋼盆中加入攪碎的竹筴魚肉、1、2、3、蛋白和田舍味噌混合，加鹽調味。

5 剩餘的2個青椒縱切一半，剔除種子，在內側稍微撒上片栗粉，填入4。

6 在平底鍋中加熱麻油，先將5的餡料面用大火煎一下。煎至有焦色時轉中火慢慢的煎至熟透，盛入容器中，佐配水芹、萵苣和小番茄。

重點筆記

・「攪碎的竹筴魚肉」是將竹筴魚肉片去皮，用食物調理機攪打成有黏性的魚肉泥。也可以用菜刀剁碎。

維生素C＆異黃酮有益美顏

豆腐涼拌柿子竹筴魚

增強免疫力　預防高血壓　血液清暢效果　降低膽固醇　預防失智症　美膚效果

材料（2人份）

竹筴魚1尾／鹽（能蓋滿材料的鹽量）適量／A〔醋1/2杯／水1/4杯／砂糖10g〕／柿子1個／蒟蒻1/2片／絹豆腐1塊／芝麻粉3大匙／A〔醬油1又1/2大匙／味醂1又1/2大匙／砂糖、鹽各少量／樹芽、茶泡飯用霰餅（arare）各少量

作法

1 竹筴魚分切三片，在表面撒上分量能完全蓋住魚片的一層鹽，靜置15分鐘。魚片取出水洗後擦除水分，放入A中約醃漬10分鐘。

2 柿子去皮，切成短粗條。

3 蒟蒻切碎，用加入少量醬油的適量八方高湯（分量外p.68）煮透備用。

4 豆腐汆燙一下用網篩撈起，用棉布包住壓上重物擠出水分。

5 將1的竹筴魚斜向切薄片。

6 將4的豆腐放入研缽中研磨變細滑，加入A的所有材料，製成豆腐拌醬。

7 用6的豆腐拌醬調拌2的柿子、3的蒟蒻和5的竹筴魚，盛入容器中，撒上霰餅（arare），裝飾上樹芽。

讓青背魚更美味！～三種南蠻漬～

富含油脂的青背魚，適合製作口味清爽的酸辣南蠻漬。
熟悉南蠻漬的作法後，也可以換用不同的魚種或材料，使料理口味更多樣化。

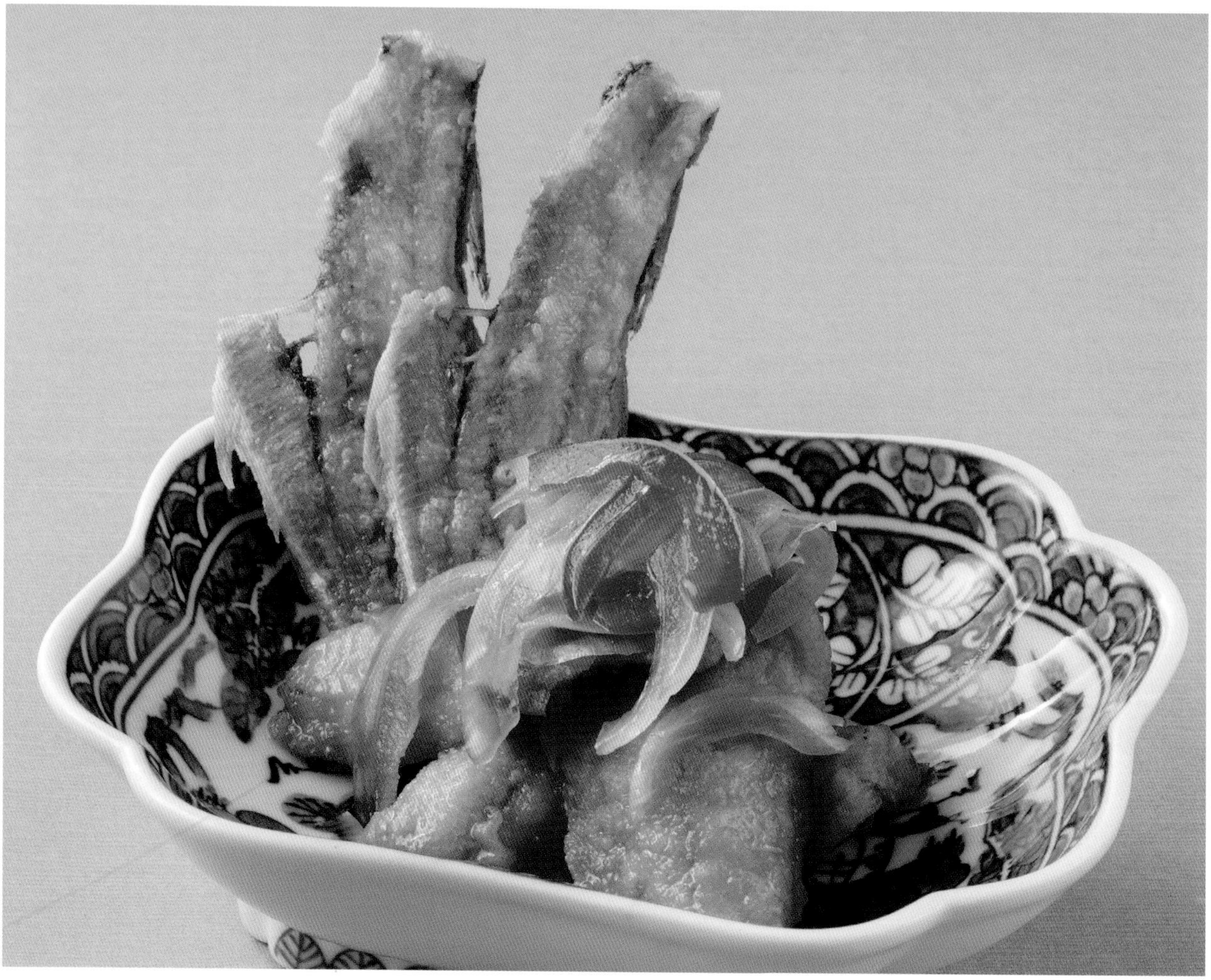

彩色甜椒是增進免疫力的關鍵！

竹筴魚南蠻漬

預防高血壓／血液清暢效果／降低膽固醇／預防失智症／促進食欲／消除疲勞

材料（4人份）

竹筴魚4尾／胡蘿蔔1/3根／洋蔥1/2個／彩色甜椒（紅、黃色）各1/4個／鹽1小撮／片栗粉適量／炸油適量／A〔八方高湯3/4杯／醋4大匙／薄口醬油1大匙／味醂1大匙／砂糖25g／紅辣椒（切小截）1條份〕

作法

1 竹筴魚剔除側線，分切成三片。將去除中骨的魚片，分別切成方便食用的大小備用。

2 胡蘿蔔、彩色甜椒分別切細條，洋蔥切薄片，放入已用中火加熱的平底鍋中，炒到材料的顏色變鮮豔。

3 在1的竹筴魚的魚片上稍微撒點鹽，沾上片栗粉，放入約180℃的油中炸成金黃色，取出瀝除油分。

4 在保存容器中混合A的所有材料煮開一下，製成南蠻醋，讓3趁熱醃漬，放入2的蔬菜，約醃漬6小時讓它入味。

5 將1的中骨以大約170℃的低溫油，慢慢炸成略深的金黃色，瀝除油分後撒鹽。

6 在容器中盛入5和6。

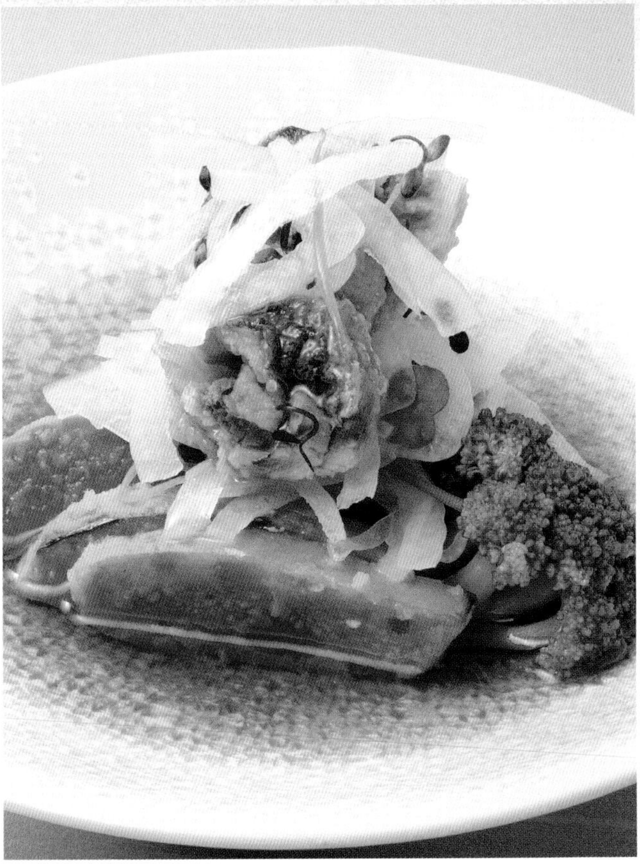

加入南瓜預防高血壓 & 中風

秋刀魚南瓜南蠻漬

預防高血壓 血液清暢效果 降低膽固醇 預防失智症 促進食欲 消除疲勞 預防感冒 增強免疫力

材料（4人份）

秋刀魚4尾／南瓜300g／麵粉3大匙／胡蘿蔔（切絲）100g／洋蔥（切薄片）100g／炸油適量／A〔高湯180ml／砂糖2大匙／酒、醋各3大匙／醬油1又1/2大匙／大蒜、生薑（各切薄片）各1塊份、紅辣椒（切小截）1/2條份／蔥（切末）1/2根份〕／綠花椰菜、紅蓼各適量

作法

1 秋刀魚分切3片，剔除小刺，再分切成3等份。南瓜切成7mm厚的月牙片。秋刀魚和南瓜分別撒上麵粉。

2 將1的秋刀魚用170℃的油炸成金黃色，暫時取出，油溫加熱至180℃再稍微炸一下。南瓜也用170℃的油清炸一下。

3 在容器（或保存容器）中，放入胡蘿蔔、洋蔥、2的秋刀魚和南瓜。

4 在鍋裡混合A的所有材料開火加熱，煮沸後熄火。趁熱倒入3中直接放涼。

5 將4盛入容器中，佐配上汆燙過的綠花椰菜和紅蓼。

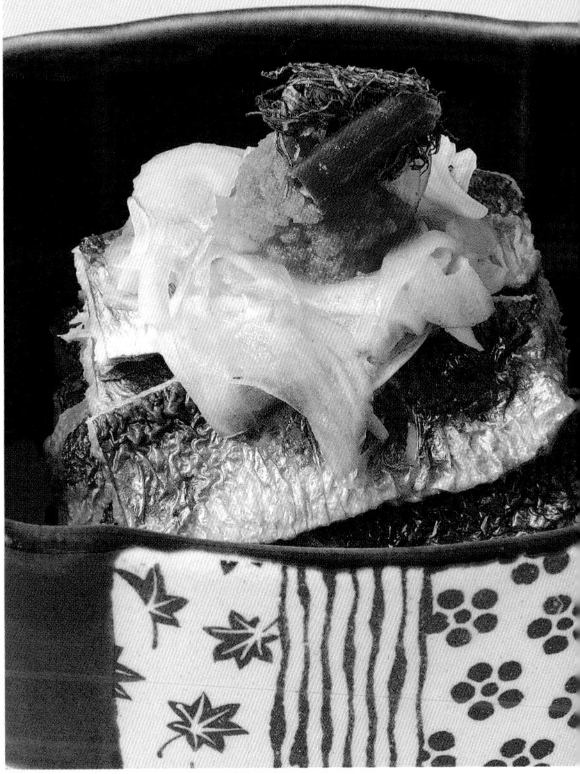

具防癌效果的胡蘿蔔使料理更秀色可口

烤沙丁魚 胡蘿蔔泥南蠻漬

預防癌症 預防高血壓 血液清暢效果 降低膽固醇 預防失智症 促進食欲 消除疲勞 預防感冒 增強免疫力

材料（4人份）

沙丁魚4尾／胡蘿蔔1根／芹菜1/3根／洋蔥1/2個／A〔醋6大匙／薄口醬油3大匙／味醂4大匙／砂糖2大匙／紅辣椒1/2根〕／綠紫蘇葉8片

作法

1 沙丁魚剔除魚鱗和魚頭，去除內臟後分切3片，撒上鹽靜置30分鐘備用。水洗後瀝除水分，用燒烤爐燒烤。

2 胡蘿蔔磨泥，汆燙一下去除澀味，在水中浸泡一下，用布等過濾擠乾水分備用。

3 芹菜剔除硬筋切小截，洋蔥切絲。

4 在鍋裡放入A的所有材料，煮沸後熄火製成南蠻醋，加入1和3讓味道融合。

5 將4盛入容器中，放上切絲後迅速清洗過的綠紫蘇葉和2。

鮪魚

鮪魚是營養價值極高的魚種，含豐富的維生素、鐵質和牛磺酸。富含脂肪的「鮪魚肚」中雖然含有豐富的DHA和EPA，但因熱量也很高，請注意別吃得太多。

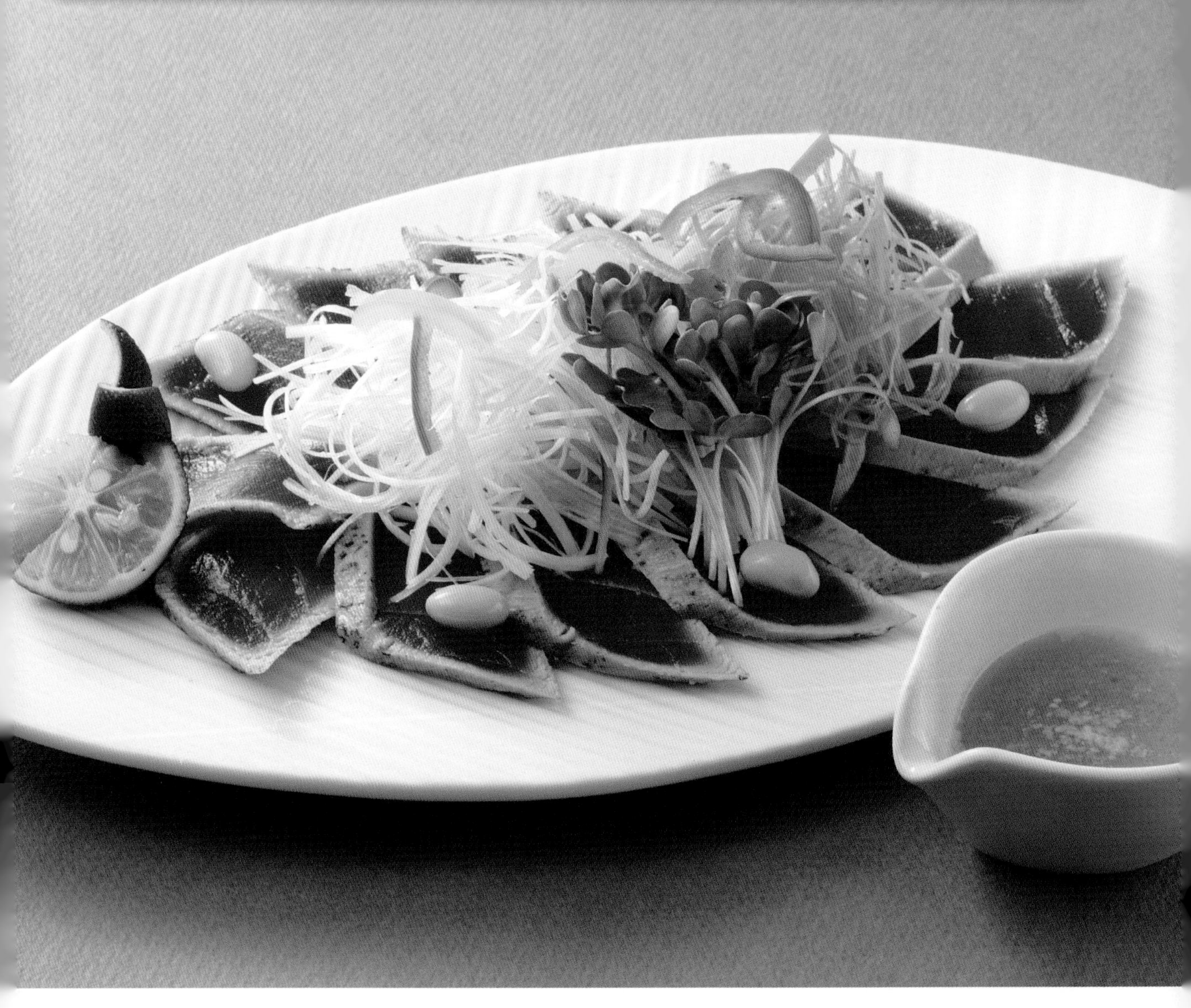

建議也可用鮪魚捲包蔬菜食用！

義式生鮪魚片

預防高血壓　血液清暢效果　降低膽固醇　預防失智症
消除疲勞　預防感冒　增強免疫力　美膚效果

材料（4人份）

鮪魚（生魚片用魚塊）250g／胡蘿蔔、小黃瓜各1/2條份／蘿蔔嬰1/2盒／彩色甜椒（紅、黃、綠）各少量／蔥1/2根／A〔橄欖油4大匙／檸檬汁1大匙／薄口醬油1/2小匙／青芥末1小匙／蒜泥1/2小匙〕／大豆（水煮）2大匙／醋橘（Citrus sudachi）適量

作法

1 鮪魚整體薄薄塗上一層鹽，用大火迅速烤一下，泡冷水，取出擦除水分，切成5mm厚的薄片，排入容器中。

2 胡蘿蔔和小黃瓜分別切絲。蘿蔔嬰切除根部，泡冷水讓它變清脆。彩色甜椒切細條。蔥白切絲。

3 將A的所有材料混合製成調味醬。

4 在1的容器中，盛入2的蔬菜，散放上水煮大豆，加上醋橘。淋上3的調味醬食用。

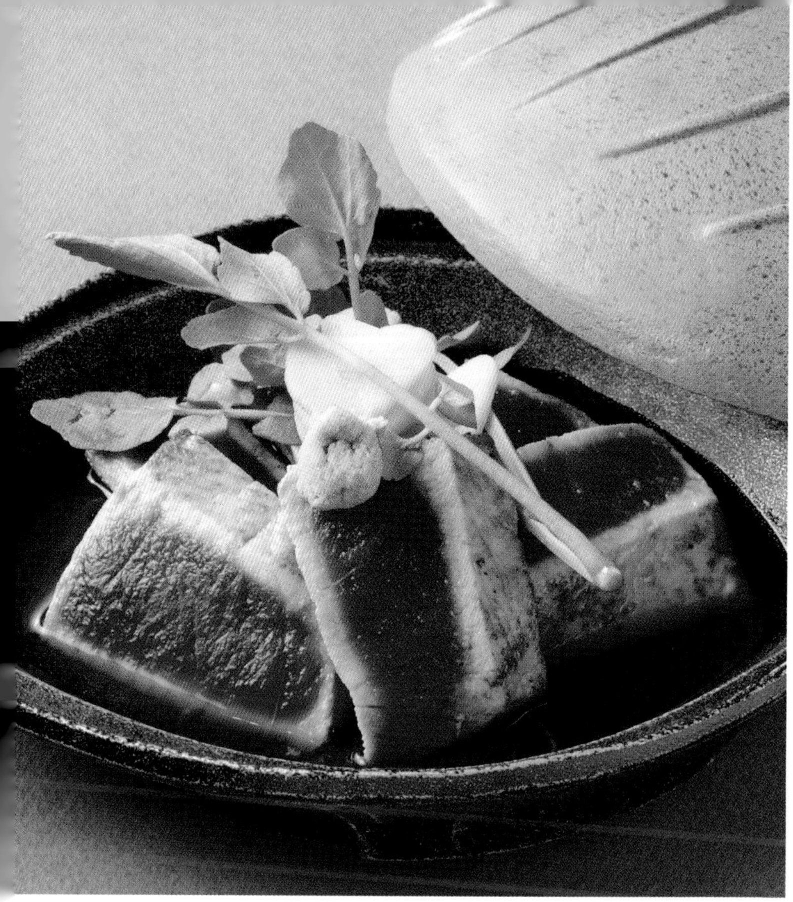

能有血液清暢效果還能提升精力

蒜味鮪魚排

預防高血壓 血液清暢效果 降低膽固醇 預防失智症 消除疲勞 增強免疫力

材料（1人份）

鮪魚（塊）80g／大蒜（切薄片）1瓣份／沙拉油適量／A〔酒2大匙／醬油1又1/2小匙／味醂2小匙／溜醬油略多於1/2小匙〕／水芹1根／青芥末少量

作法

1 在鋼盆中混合A製成調味汁，醃漬大蒜備用。

2 在平底鍋中以大火熱油，將鮪魚兩面煎至上色，加入1的調味汁，整體沾裹醬汁後離火。切成方便食用的大小盛入容器中，佐配上水芹和青芥末。

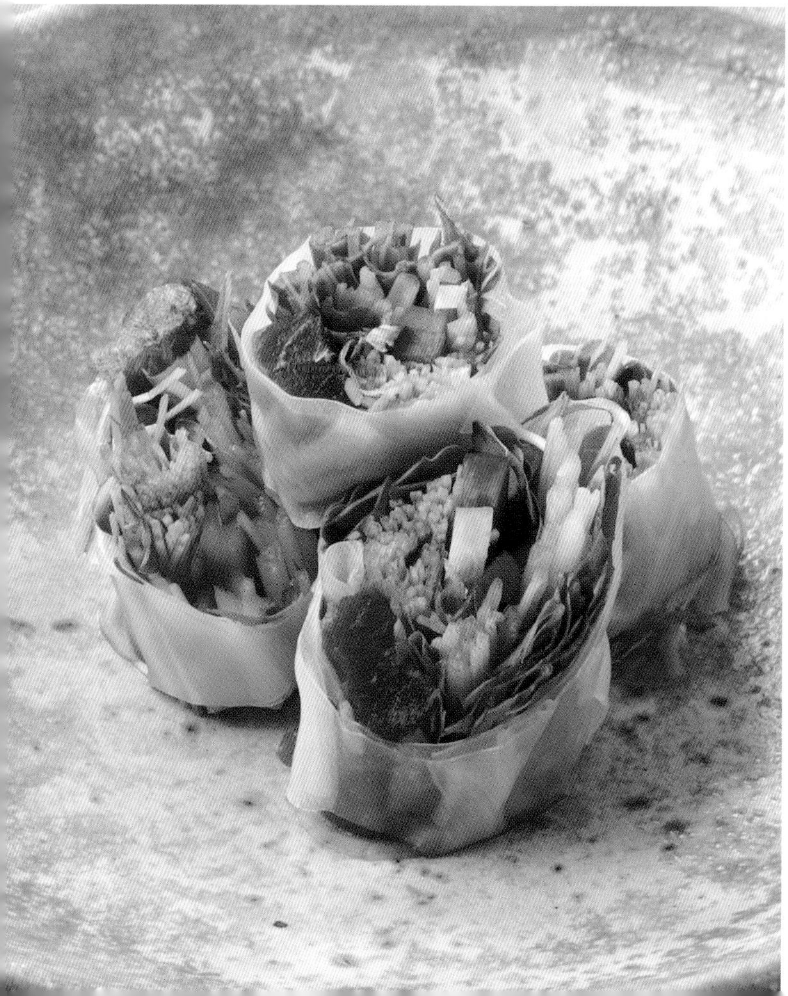

五彩蔬菜不但美觀也有益健康！

鮪魚什錦蔬菜生春捲

預防高血壓 血液清暢效果 降低膽固醇 預防失智症 整腸作用

材料（1人份）

鮪魚（塊）50g／胡蘿蔔1/3根／蘿蔔嬰1/4盒／彩色甜椒1/6個／水菜少量／蘘荷1個／越南米紙（rice paper）1片／柑橘醋、芝麻調味汁（p.83）各適量

作法

1 鮪魚切成方便食用的長方條。

2 胡蘿蔔去皮切絲，蘿蔔嬰切除根部。彩色甜椒縱切一半後剔除種子，切細條。水菜配合鮪魚的長度切好備用。蘘荷切薄片。

3 蔬菜充分擦乾水分。

4 越南米紙用溫水泡軟攤開，放上鮪魚和2的蔬菜紮實的捲包。

5 將3切成方便食用的大小，佐配柑橘醋或芝麻調味汁食用。

鰤魚・鰹魚

鰤魚、鰹魚和大型青背魚同類，富含DHA和EPA，和其他青背魚一樣，牠們也能預防生活習慣病和失智症。血合肉部分含有豐富鐵質，有助改善貧血。

對強健體魄有明顯良效！

預防高血壓　血液清暢效果　降低膽固醇　預防失智症　預防感冒　預防骨質疏鬆

小松菜炒鰤魚

材料（4人份）

鰤魚（魚塊）240g／小松菜1把／片栗粉適量／酒1大匙／鹽1/2小匙／胡椒少量／沙拉油2大匙

作法

1 準備1cm厚的鰤魚魚塊，薄沾上片栗粉。小松菜切成4cm長。

2 在平底鍋中加熱1大匙油，炒好小松菜後，加少量鹽和胡椒（各分量外）調味。

3 在另一個平底鍋中加熱1大匙油，放入1的鰤魚，用中火將兩面煎至上色，灑入酒，加鹽和胡椒，加入2的小松菜，整體拌炒均勻。

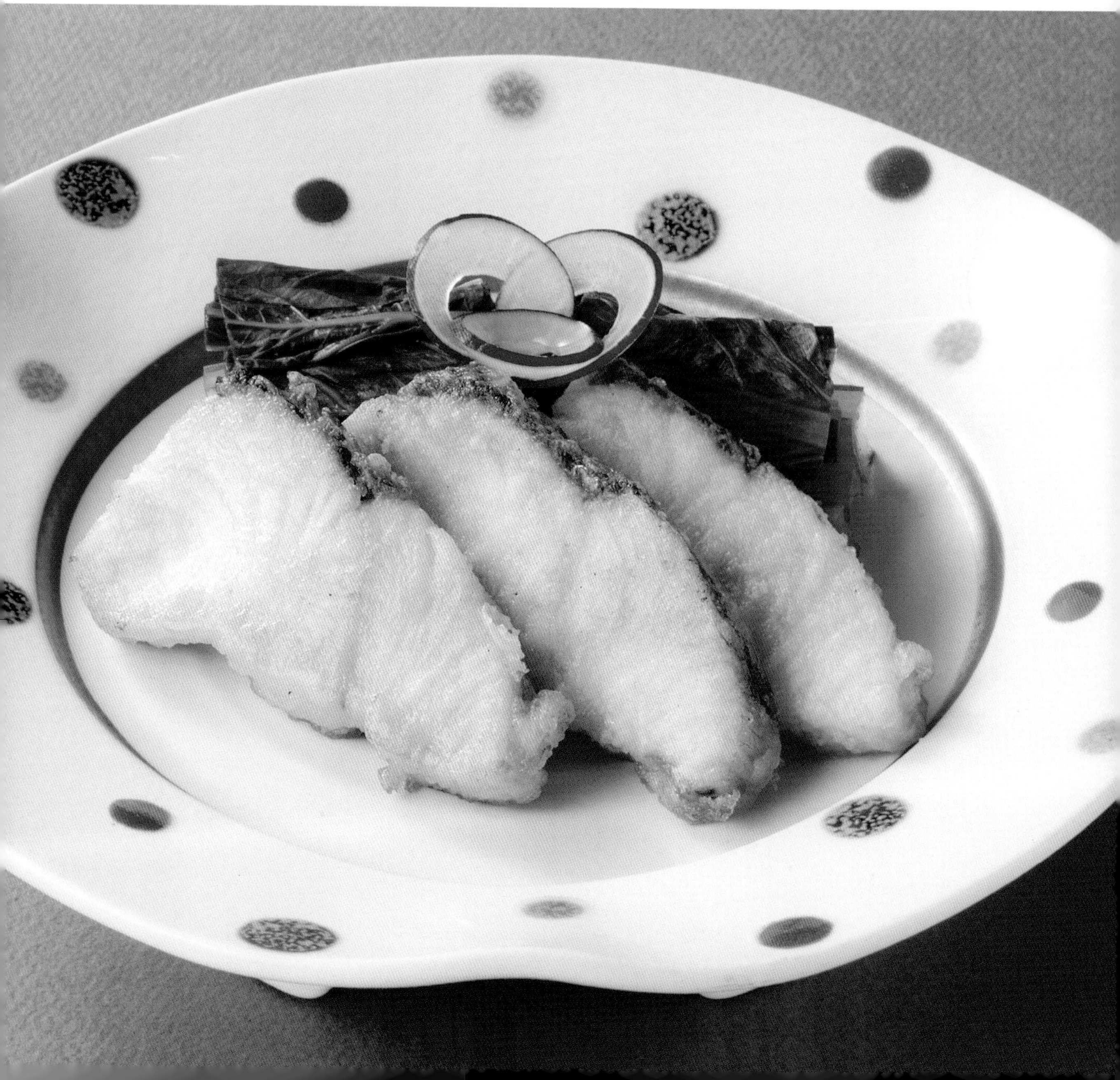

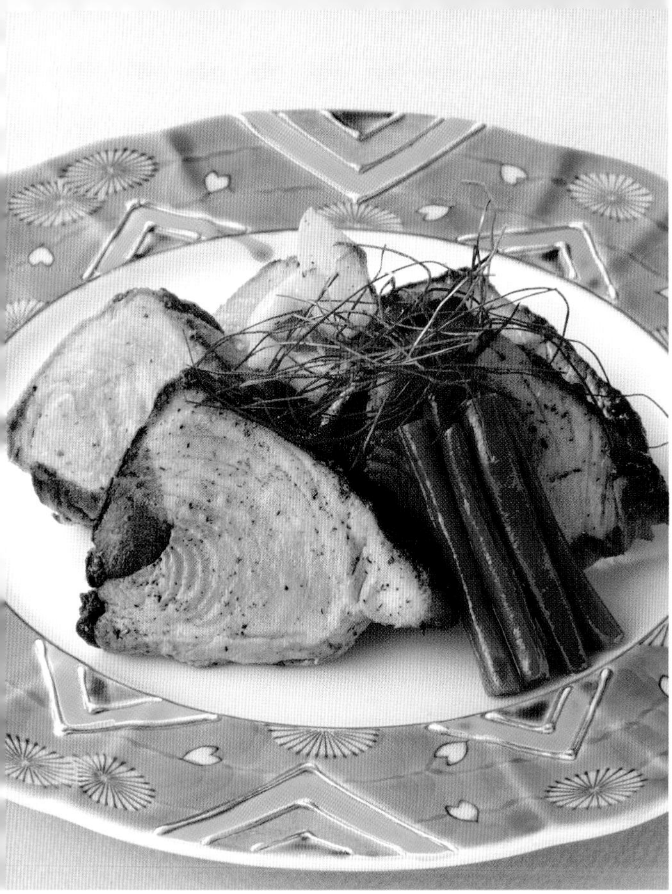

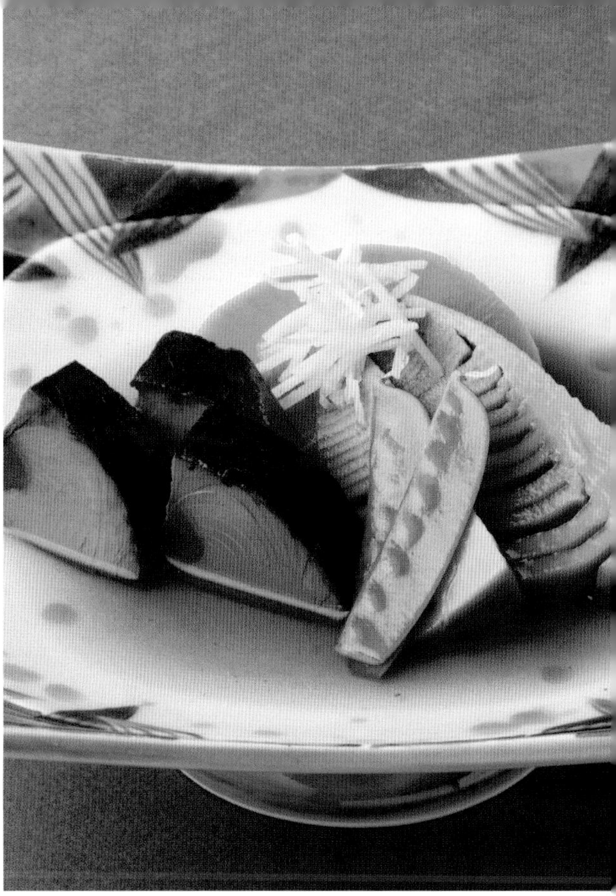

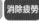

也能消除疲勞的絕佳精力料理

奶油蒜味鰹魚

預防高血壓　血液清暢效果　降低膽固醇　預防失智症　消除疲勞　增強免疫力

材料（4人份）

鰹魚〔節取（譯註：魚身分切成左右兩片後，每片再分切兩片稱為節取）〕500g／四季豆100g／大蒜2瓣／鹽、胡椒各少量／沙拉油、奶油、醬油各2大匙／紅辣椒絲適量

作法

1 四季豆切半，用加少量鹽的熱水約煮1分鐘，泡冷水後瀝除水分。

2 鰹魚切成1.5cm厚，撒鹽和胡椒。用刀切碎大蒜。

3 在平底鍋中放入沙拉油和2的大蒜，以中火加熱，炒到變金黃色後取出。

4 在3中加入1的四季豆拌炒，加鹽和胡椒調味，鋪入盤子中備用。

5 用餐巾紙將平底鍋擦乾淨，融化奶油後，放入2的鰹魚以大火將兩面迅速煎一下，放入醬油，倒回3的大蒜迅速混合，盛入4中，再裝飾上紅辣椒絲。

洋溢生利節美味的拼盤

生利節竹筍生薑煮

預防高血壓　血液清暢效果　降低膽固醇　預防失智症　預防癌症　整腸作用

材料（4人份）

生利節400g／竹筍（水煮）250g／豌豆莢60g／A〔水2杯／酒3大匙／醬油2又1/2大匙／砂糖2大匙／味醂1大匙〕／生薑（切絲）1/2塊份

作法

1 生利節切成2cm厚，用熱水氽燙後用網篩撈起。

2 竹筍根部切成厚1cm的半月片，前端縱切成6～8等份。

3 豌豆莢剔除硬筋，用加鹽的熱水燙過使色澤更鮮綠，泡冷水後瀝除水分。

4 在鍋裡放入A的所有材料煮開，製作混合高湯，加入1和2後加上內蓋，以中火將煮汁煮到剩1/3的程度。

5 在容器中盛入4，放上3的豌豆莢和生薑

重點筆記

・生利節是在製作柴魚的過程中，魚肉只經過一次蒸或煮，再經燻製、乾燥而成。使用前最好用熱水煮過以去除臭味。

蝦、章魚、烏賊

這三種海鮮富含蛋白質且低脂肪，十分有益健康。牠們均含有牛磺酸，具有降低膽固醇、消除疲勞的功效。章魚中還含有維護味覺正常，促進肌膚、頭髮新陳代謝的鋅。

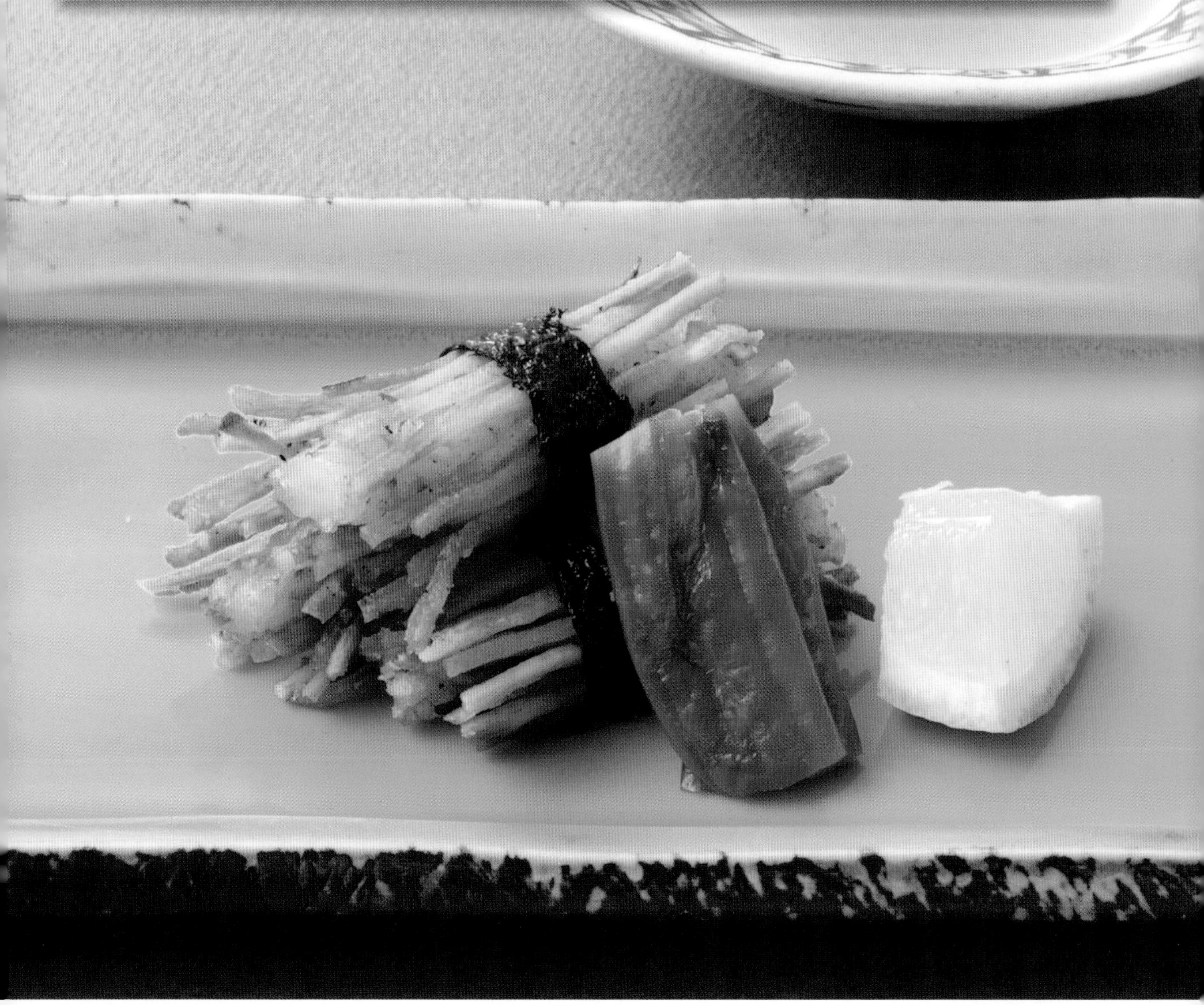

能享受酥脆、Q彈的口感

炸紅薯蝦捲

預防高血壓　降低膽固醇　消除疲勞

材料（2人份）

蝦4尾／紅薯（小）1根／海苔（1cm寬）4片／麵粉30g／水2小匙／炸油適量／獅子唐辛子4條／A〔柴魚高湯1又1/4杯／醬油、薄口醬油各1/4杯／味醂1/4杯／鮮味調味料少量〕／檸檬適量

作法

1 蝦剔除背腸，在腹側斜切數刀，用指尖捏住拉直備用。

2 紅薯切成火柴棒的大小，泡水後撈出擦乾水分。

3 準備調好水的麵粉，沾在1的蝦子上，再貼上2的紅薯。正中央用海苔捲包，捲包好後用調好的麵粉沾黏固定。

4 炸油加熱至中溫，將3炸到呈金黃色，用濾網盛起。獅子唐辛子去蒂頭清炸，和檸檬一起佐配料理。

5 在小鍋裡混合A，開火加熱煮沸製成天婦羅高湯，隨4附上。

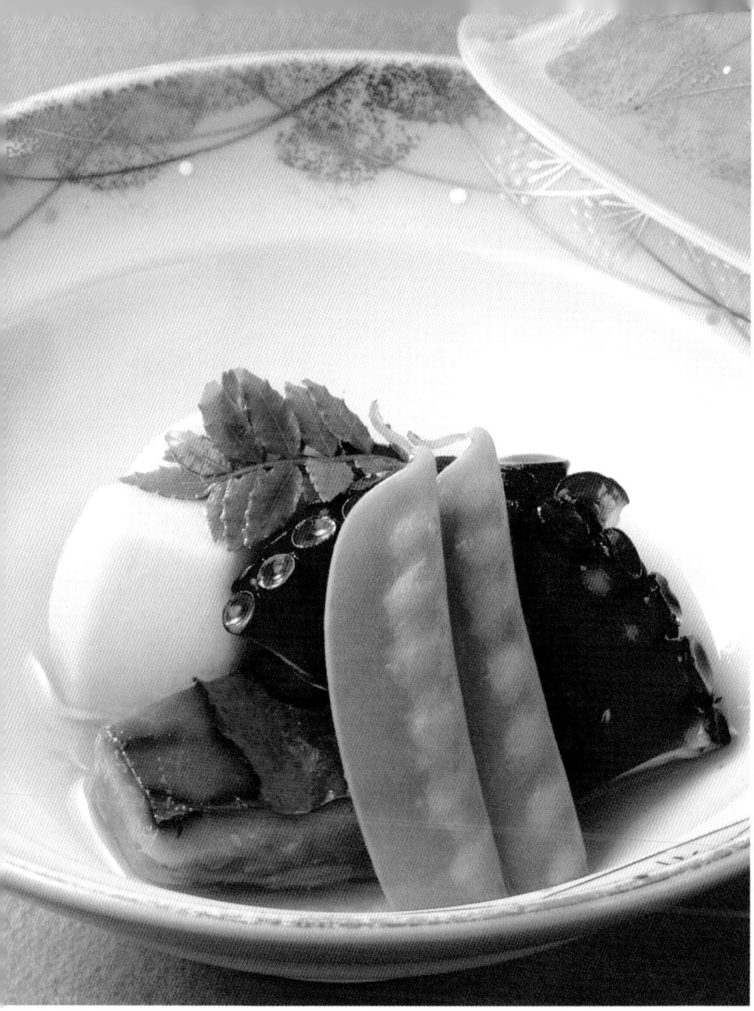

定番煮物＋南瓜能增進免疫力

章魚芋頭南瓜煮

預防高血壓　降低膽固醇　消除疲勞　增強免疫力　美膚效果

材料（2人份）

水煮章魚腳1根／A〔高湯180ml／醬油、味醂、酒各1又1/3大匙／砂糖100g〕／芋頭2個／B〔高湯180ml／薄口醬油2小匙／味醂2又2/3大匙／酒1又1/3大匙／鹽1小撮〕／南瓜1/8個／C〔高湯180ml／醬油2小匙／味醂、酒各1又1/3大匙／砂糖50g〕／汆燙過的豌豆莢、樹芽各適量

作法

1 用水洗淨章魚腳吸盤的污物，水煮至表面變紅。

2 在鍋裡混合A開火加熱。煮沸後，加入水煮章魚約煮8分鐘。熟透後，用網篩撈起章魚，章魚和煮汁分別放涼。

3 2的鍋裡的煮汁涼了之後，將章魚再放回煮汁中讓它入味，切成方便食用的大小。

4 芋頭去皮汆燙一下，用B的混合高湯煮透入味。

5 南瓜稍微四處去皮，切成一口大小，用沸水汆燙一下，用C的混合高湯煮透入味。

6 在容器中盛入3、4和5，裝飾上豌豆莢和樹芽。

具大量蔬菜！餡料豐富的烏賊飯

乾烏賊鐵砲煮

預防高血壓　降低膽固醇　消除疲勞　滋養強壯

材料（4人份）

糯米1/2杯／槍烏賊2尾／胡蘿蔔1/4根／牛蒡1/2條／A〔高湯2杯／味醂、酒各1/4杯／薄口醬油2又1/2大匙／砂糖1小匙〕

作法

1 糯米泡水一晚，用網篩撈起。

2 槍烏賊從身體中拉出腳，剔除內臟和嘴巴，去除軟骨。刮除腳上的吸盤，水洗後切粗末。

3 胡蘿蔔去皮，牛蒡去泥，分別切末。

4 將1的糯米和2的章魚腳混合，塞入烏賊身體至八分滿，用牙籤封口。

5 在鍋裡混合A的所有材料，煮沸後排列放入4，用大火炊煮20～30分鐘。涼了之後，切成方便食用的圓片後盛盤。

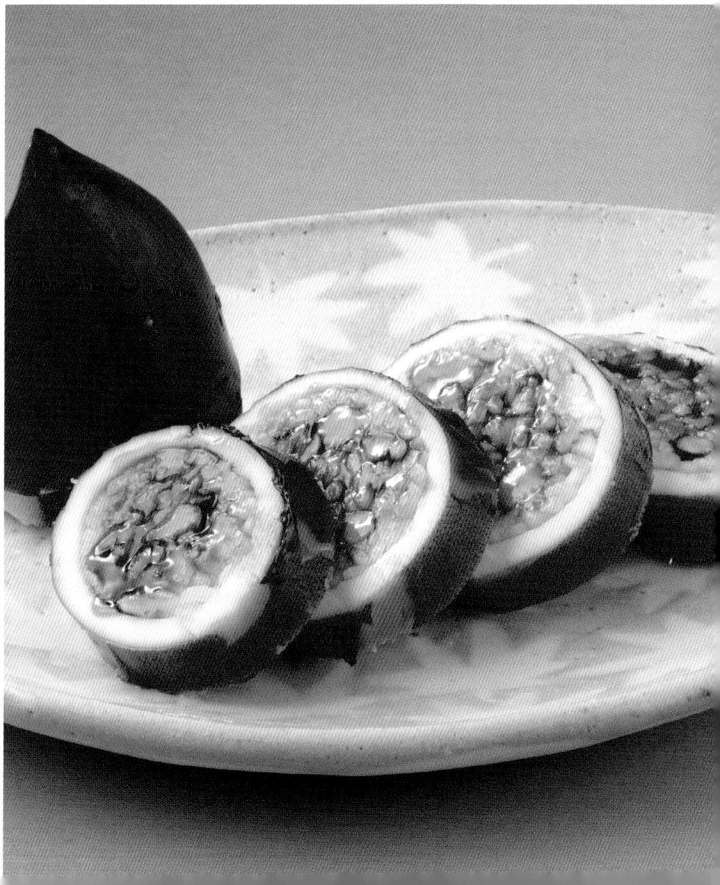

白肉魚・鮭魚

白肉魚中的「鱈魚」和「鯛魚」，特色是低脂肪、高蛋白，容易食用又好消化。鮭魚雖是紅肉，但事實上牠屬於白肉魚，其色素具有強力的抗氧化作用。

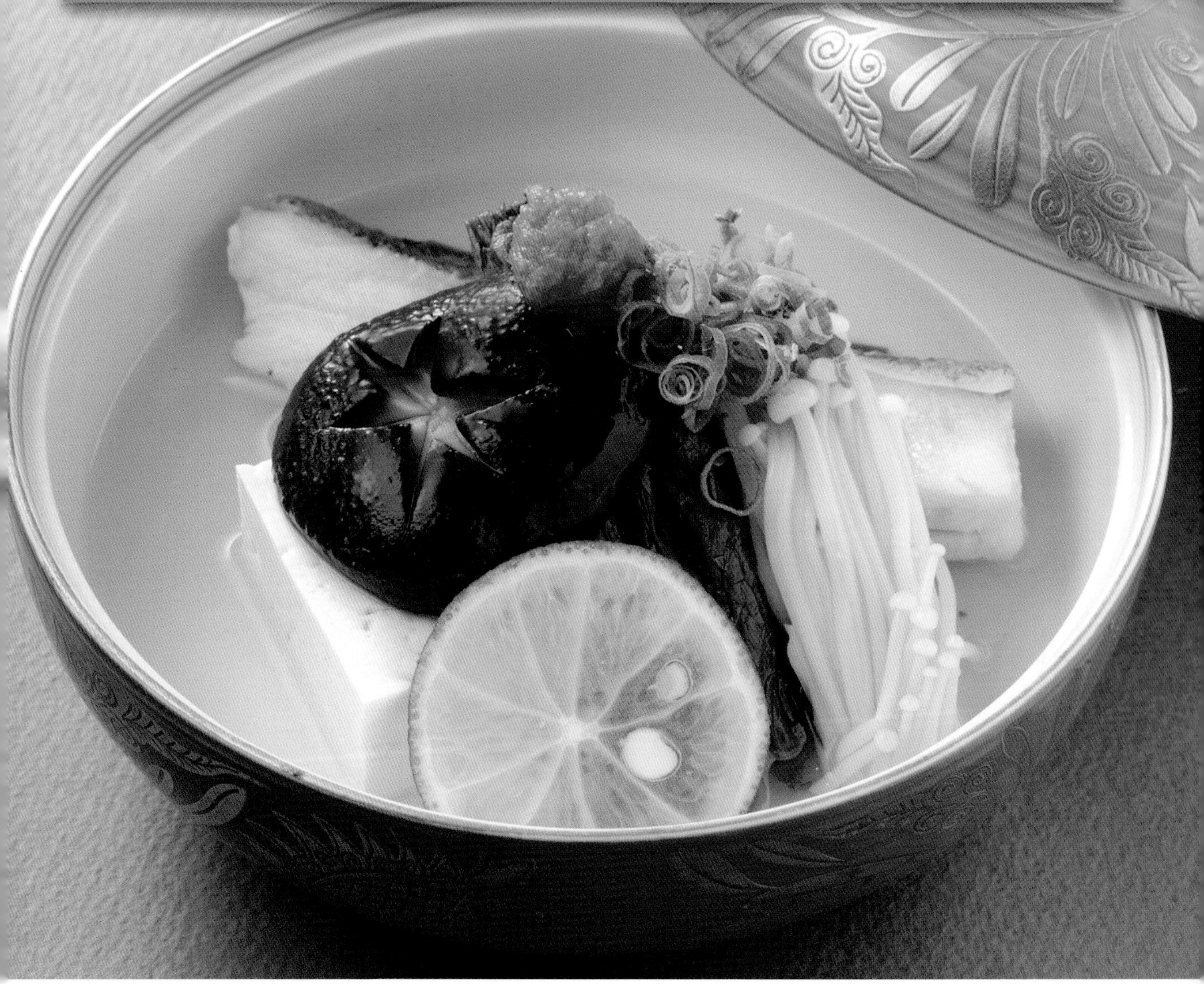

能夠有效預防代謝症候群

豆腐蒸鱈魚

整腸作用　瘦身效果　美膚效果　預防更年期綜合症

材料（4人份）

鱈魚（魚塊60g）4片／新鮮香菇4朵／金針菇1/2袋／茼蒿1/3把／絹豆腐1塊／昆布（5cm×5cm）4片／A〔高湯2杯／薄口醬油1/2小匙／鹽1小撮〕／辣蘿蔔泥1大匙／醋橘（切圓片）4片／青蔥（切蔥花）少量／柑橘醋3/5杯

作法

1 鱈魚塊削切成一口大小。

2 新鮮香菇和金針菇切除根底。茼蒿切除根部汆燙後，切成3cm長。豆腐分切成4等份。青蔥切成蔥花泡水一下後瀝除水分備用。

3 昆布分別鋪在各容器中，放上1的鱈魚，撒上酒和鹽各少量（分量外），放上鮮香菇、金針菇和豆腐。

4 在已冒出蒸氣的蒸鍋裡放入3，蒸到鱈魚的表面變白熟透為止，從蒸鍋中取出，放上茼蒿。

5 在鍋裡混合A煮沸後，盛入4中。放上醋橘圓片、辣蘿蔔泥和青蔥，建議可佐配柑橘醋。

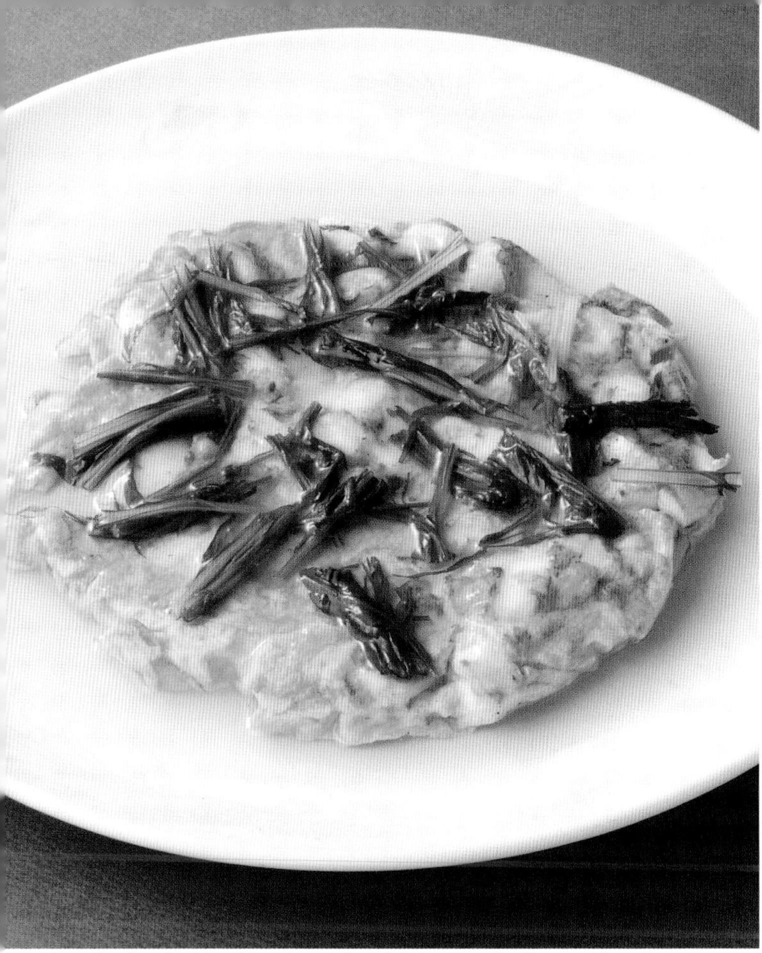

風味高雅的蛋炒料理營養豐富

蛋炒鯛魚

預防高血壓　降低膽固醇　預防感冒　美膚效果　防止老化

材料（4人份）

鯛魚（魚片）350g／蛋8個／水菜100g／調水的片栗粉汁（水2小匙＋片栗粉2小匙）／鹽少量／沙拉油4大匙／A〔高湯1又1/2杯／砂糖1小匙／鹽、胡椒各少量〕

作法

1 鯛魚切成1cm小丁稍微撒點鹽，在平底鍋中加熱1大匙沙拉油，放入鯛魚兩面煎黃。

2 蛋打散，加入1的鯛魚和少量鹽。

3 在平底鍋中加入2大匙沙拉油以中火加熱，倒入4的蛋汁煎至膨起後盛入容器中備用。

4 水菜切成3cm長，放入已加熱1大匙沙拉油的平底鍋中輕輕拌炒，加入A快煮一下，倒入片栗粉汁勾芡淋在3上。

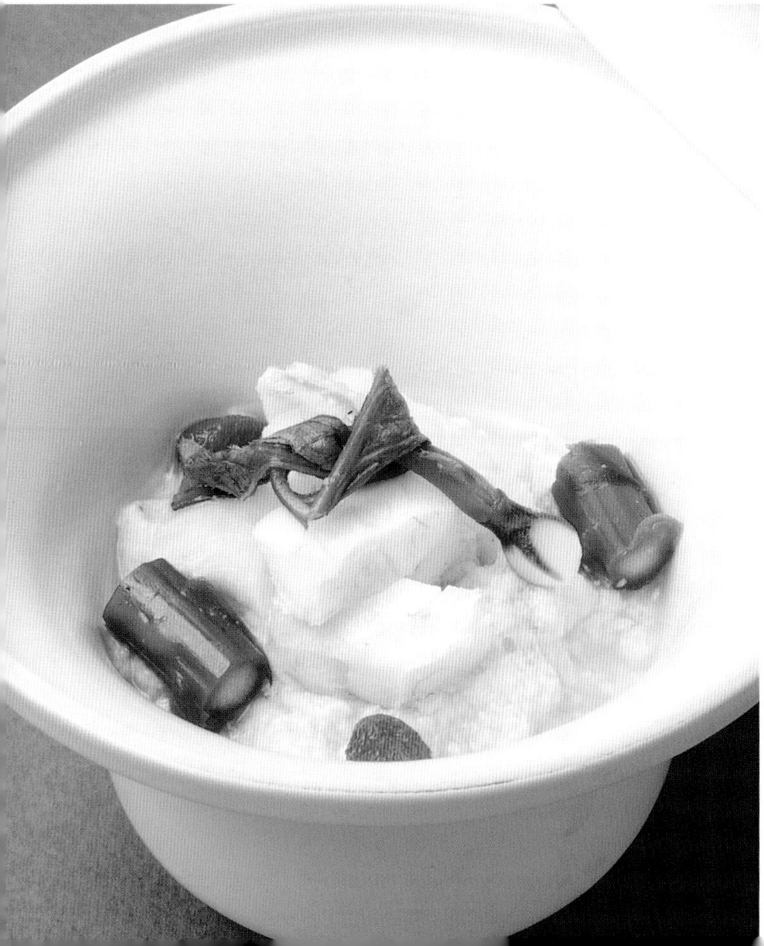

細滑的口感魅力誘人

鯛魚豆奶蒸蛋

預防高血壓　降低膽固醇　美膚效果　預防更年期綜合症

材料（2人份）

鯛魚（魚片）40g／鹽適量／豆奶1杯／高湯1/2杯／蛋黃2個份／枸杞（泡水回軟）、蘆筍、櫻花各適量

作法

1 鯛魚的魚片上撒上薄鹽，用燒烤爐烤過後弄碎魚肉。

2 蘆筍的硬莖部分去皮，切成方便食用大小後汆燙備用。

3 在鍋裡倒入豆奶和高湯，開火加熱，煮沸後火轉小，慢慢倒入打散的蛋黃。煮沸前熄火盛入容器中，放上1的鯛魚，加上蘆筍和櫻花，散放上枸杞。

無油烹調大量食用也安心！

蒸煮鮭魚白菜捲

預防癌症 血液清暢效果 降低膽固醇 預防失智症 整腸作用 防止老化

材料（4人份）

薄鹽鮭魚（魚塊）4片（1片50g）／白菜（外菜）4片／片栗粉適量／A〔高湯1/2杯／鹽1/2小匙／酒2大匙〕／片栗粉汁（片栗粉1小匙＋水2小匙）／鴨兒芹、菊花各少量

作法

1 鮭魚塊剔除魚皮和魚骨。

2 白菜沿著菜心呈V字形切下，將菜心和葉片分切開來。菜心切成細短片。葉片汆燙一下讓色澤變鮮豔。

3 白菜葉的根部側置於面前攤開葉片，撒上片栗粉，放上1的鮭魚和白菜心捲包起來。

4 在鍋裡放入A煮開一下，3的捲包最終處朝下排放在鍋裡，蓋上用鋁箔紙等製作的內蓋，以中火燜煮。

5 將4分切成方便食用的大小，盛入容器中，在鍋裡煮汁中加入片栗粉汁勾芡，倒入容器中。最後裝飾上菊花和鴨兒芹。

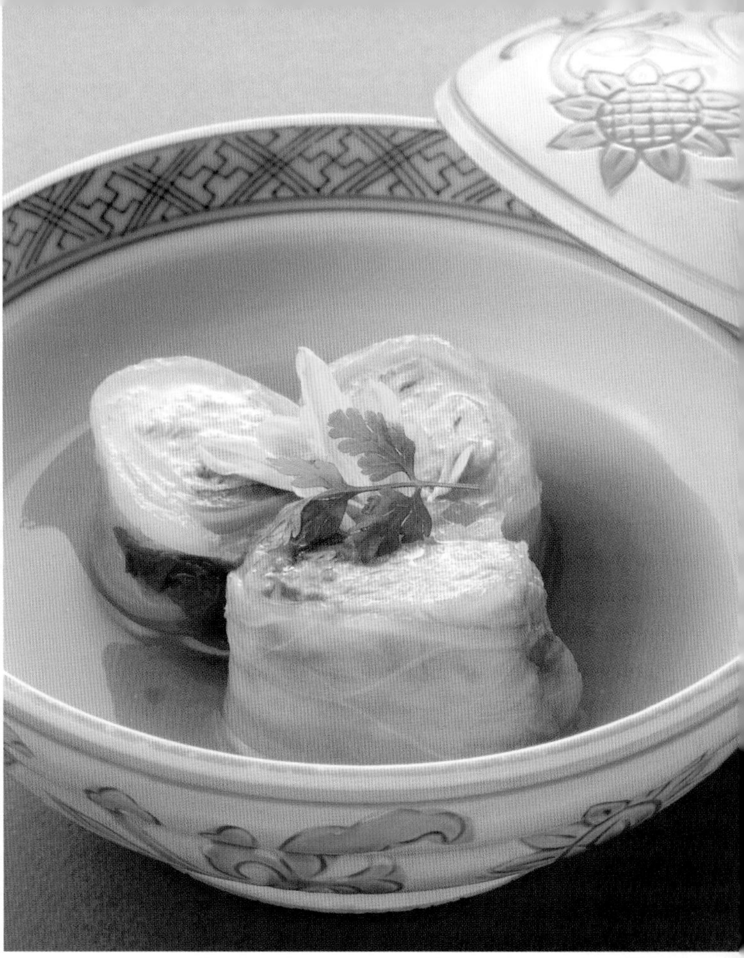

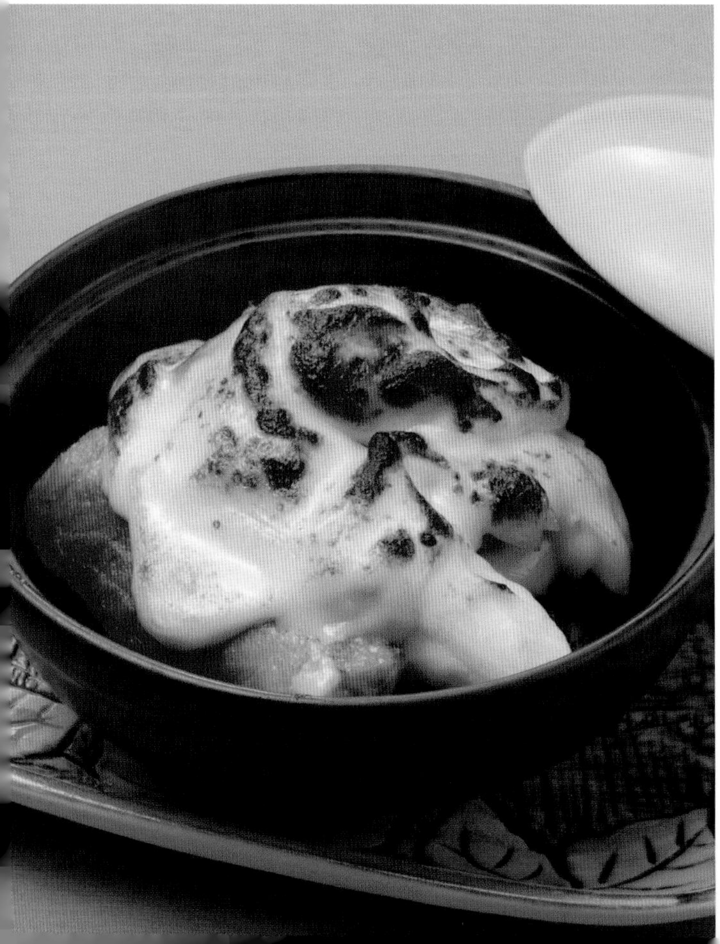

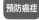

輕鬆預防感冒＆防止老化良方

美乃滋味噌風味烤蔥鮭魚

血液清暢效果 降低膽固醇 預防失智症 預防感冒 防止老化

材料（4人份）

薄鹽鮭魚塊（20g）12片／蔥2根／白味噌1大匙／美乃滋1/2杯／麵包粉3大匙

作法

1 鮭魚剔除粗骨。蔥斜切成1cm寬。

2 白味噌和美乃滋混合備用。

3 在耐熱盤中鋪入1的蔥，排入鮭魚片，淋上2的白味噌美乃滋，撒上麵包粉。

4 將3放入加熱至200℃的烤箱中，加熱7～8分鐘。

重點筆記

・鮭魚加蘑菇雖是固定組合，但這裡變化組合蔥。

提升健康功效的烹調訣竅

相同的烹調方法只要多花點工夫，不僅能有效利用食材的營養成分，料理也會更美味、健康。

蒸

蒸這種烹調法食材的營養與鮮味不會流失，也能提引出食材的美味，是值得推薦的烹調法。它還能減少多餘的脂肪，有效降低熱量。

不過蔬菜類若採取蒸的方式烹調，不耐熱的維生素C易遭破壞。而且以高溫長時間燜蒸，不僅營養價值降低，口感也會變差，所以重點是蔬菜要以稍低的溫度慢慢的蒸。

烤、炒

肉、魚類若以燒烤爐或烤網燒烤，能逼出多餘油脂較有益健康。若使用鐵氟龍鐵平底鍋燒烤，也能減少用油量。炒的時候，最佳油量為材料重量的5％。

不易熟的食材最好先用沸水汆燙，這樣不但能縮短烹調時間，口感也更佳。

魚、肉類連皮烹調時，從皮面來燒烤，營養成分較不易流失。這樣烹調的優點是食材能釋出油脂，所以只要用少量油就行。

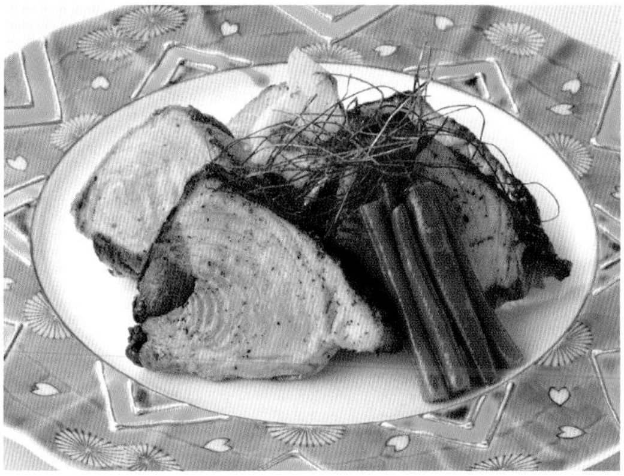

煮

燉煮料理時釋出的浮沫除了有雜質外，也含有油分，燉煮過程中適度撈除浮沫雜質，不但料理的風味更佳，也更有益健康。例如製作馬鈴薯燉肉時，若勤於撈除浮沫，約可減少40大卡的熱量。

燉煮時可以利用吸除浮沫的烹調專用紙或餐巾紙取代內蓋。去除多餘油分的料理更健康。

出人意料的是「油煮」這種烹調手法也值得推薦。用油烹煮這種油膩膩的方法總讓人覺得熱量很高，不過魚、肉類等含有脂肪的食材，用水煮時並不能溶出油脂。相反的用油煮卻能溶出多餘的油脂，而且還能鎖住食材中的水分，使料理口感更豐嫩。

油煮法的重點是以低溫慢慢燉煮。魚、肉類料理食用時再將表面烤得焦脆，能逼出多餘的油脂。和香味蔬菜一起煮風味更佳，若料理直接油漬的話，也能提高保存性。

炸

說到油炸，一般給人的印象不太健康，不過透過一些技巧也能變健康。例如油炸時麵衣沾薄一點，或使用細一點的麵包粉，這樣能有效降低吸油率。此外，別用一口大小的食材油炸，用大塊的以減少接觸的表面積，這樣也能減少吸油率。

切食材時切得大塊些，便能有效降低油脂的吸收率。

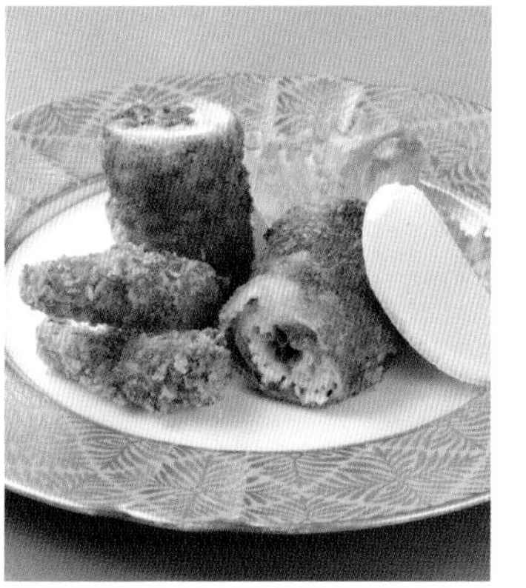

食材的切法

富含食物纖維的蔬菜，切得大塊一點，或是沿著纖維切割，嚼感更佳，咀嚼的次數一增加，能刺激飽足感中樞，讓我們容易控制食欲，有效避免飲食過量。

善用蔬菜打造不生病的身體！

讓你活力健康到100歲的豐富「蔬菜」料理

為什麼蔬菜有益健康？

我們常說蔬菜、水果有益健康，但是為什麼它們有助身體健康呢？

我們攝取的食物經消化、吸收，轉化為身體的養分，滋養身體。蔬菜和水果中含有許多有助身體順利消化、吸收，具有「潤滑油」作用的維生素、礦物質和食物纖維等。

維生素、礦物質和食物纖維等養分，在人體體內無法合成，必須從食物中攝取。蔬菜、水果一旦攝取不足，體內容易失衡，造成健康狀況不佳或皮膚粗糙等情形。

最近，蔬菜、水果中所含的功能性成分（並非必須營養素，而是對健康有益的營養成分）對維持健康，尤其對預防生活習慣病具有重要作用的事實也逐漸被研究發現。

從飲食中攝取當令蔬菜的能量

若想有效攝取蔬菜的營養，重點莫過於食用當令採收的當令食材。

近年來雖然許多蔬菜一年四季都能購得，然而季節蔬菜營養價值高價錢又便宜，好處多多。以菠菜為例，冬季當令採收的菠菜比夏季採收的維生素C含量多三倍。

此外，像是夏季時我們身體需要涼一點，而冬季身體需要暖和點等，當令蔬菜還具有我們該季節所需要的營養素與效能。請在每天的餐飲中攝取當令蔬菜，以打造活力健康的身體。

前菜・涼拌菜

餐點的內容儘管一樣，但若先食用以蔬菜為主的料理，不但能預防飲食過度、避免肥胖，還具有抑制血糖上升的效果。本章將介紹適合剛開始用餐時食用，使用大量蔬菜的副菜。

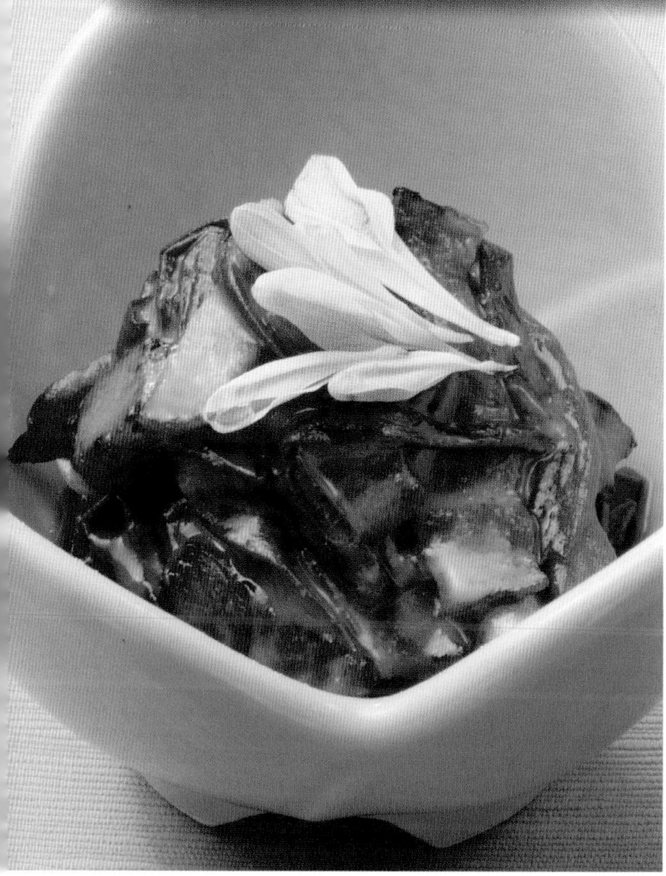

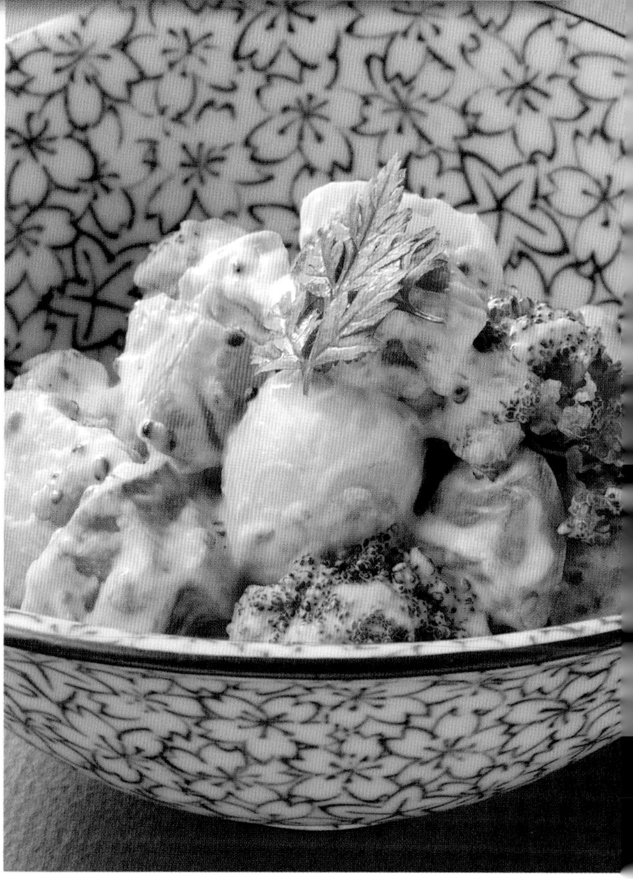

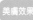

提高體溫＆藉殺菌作用消除感冒

醋味噌涼拌蔥培根

血液清暢效果 增進食欲 消除疲勞 預防感冒

材料（2人份）

青蔥1/2把／培根50g／A〔白味噌100g／砂糖3大匙／味醂、酒各1大匙／蛋黃1個份〕／醋1/4杯／菊花少量

作法

1 將青蔥綁成束，用加少量酒（分量外）的熱水汆燙，撒鹽（分量外）放涼後，切成2cm長。

2 培根切成5mm寬，放入平底鍋中用中火煎至酥脆。

3 製作醋味噌。在鍋裡放入A所有材料混合，一面以小火加熱，一面攪拌混合變濃稠後離火。

4 等3變涼後加醋混合。

5 用4的醋味噌調拌1的青蔥和2的培根，盛入容器中，裝飾上菊花。

利用多種蔬菜預防癌症

當令蔬菜熱沙拉

預防癌症 美膚效果 消除緊張

材料（4人份）

馬鈴薯3個／胡蘿蔔1/2根／綠花椰菜1/2棵／鵪鶉蛋（水煮）8個／鮪魚罐頭160g／A〔橄欖油4大匙／檸檬汁1大匙／芥末醬1大匙〕／鹽1/2小匙／胡椒少量／山蘿蔔葉1片

作法

1 馬鈴薯連皮水煮至能用竹籤刺穿，去皮切成一口大小。

2 胡蘿蔔隨意切塊後水煮。綠花椰菜分成小株，汆燙一下讓色澤變鮮麗。鵪鶉蛋也迅速燙過。

3 將A的所有材料混合製成調味汁。

4 1和2趁熱加入3和鮪魚混合，盛入容器中，裝飾上山蘿蔔。

消除內臟疲勞，風味清爽

梅味醬
涼拌章魚包心菜

預防癌症 健胃效果 強化肝功能 消除疲勞 美膚效果

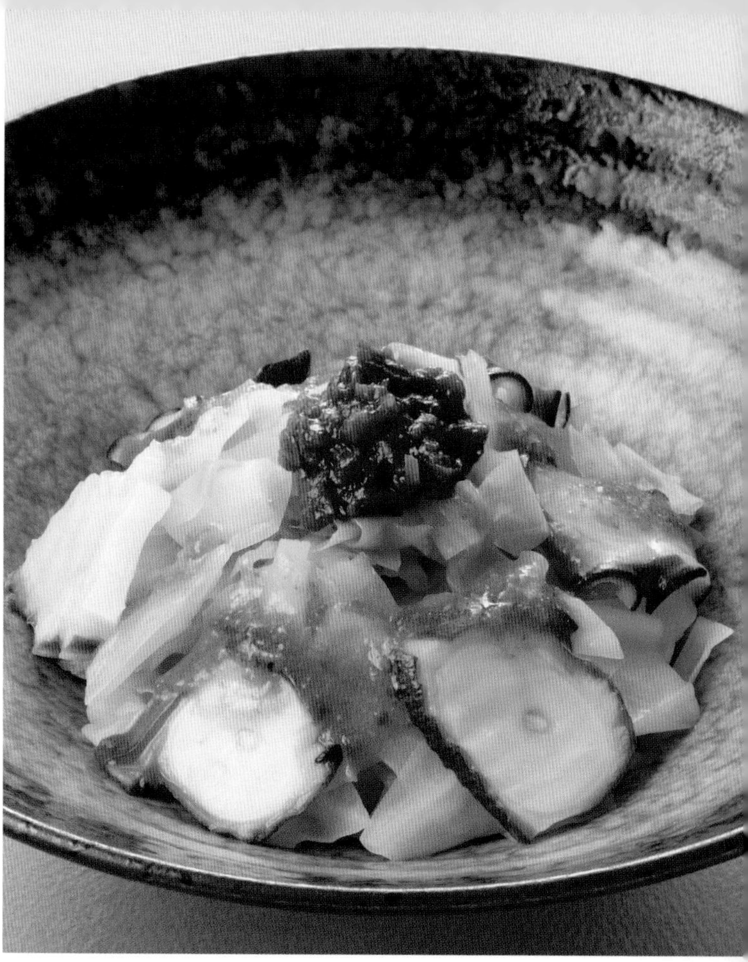

材料（4人份）

水煮章魚150g／包心菜300g／梅乾2個／A〔橄欖油3大匙／檸檬汁3大匙／薄口醬油1又1/2大匙〕／青芥末1小匙

作法

1 包心菜切成2cm四方片，用熱水汆燙後用網篩撈起放涼。

2 章魚切薄片。

3 梅乾剔除種子，用刀剁碎果肉。

4 在鋼盆中放入A所有材料充分混合，加入青芥末和1、2、3混合整體，盛入容器中。

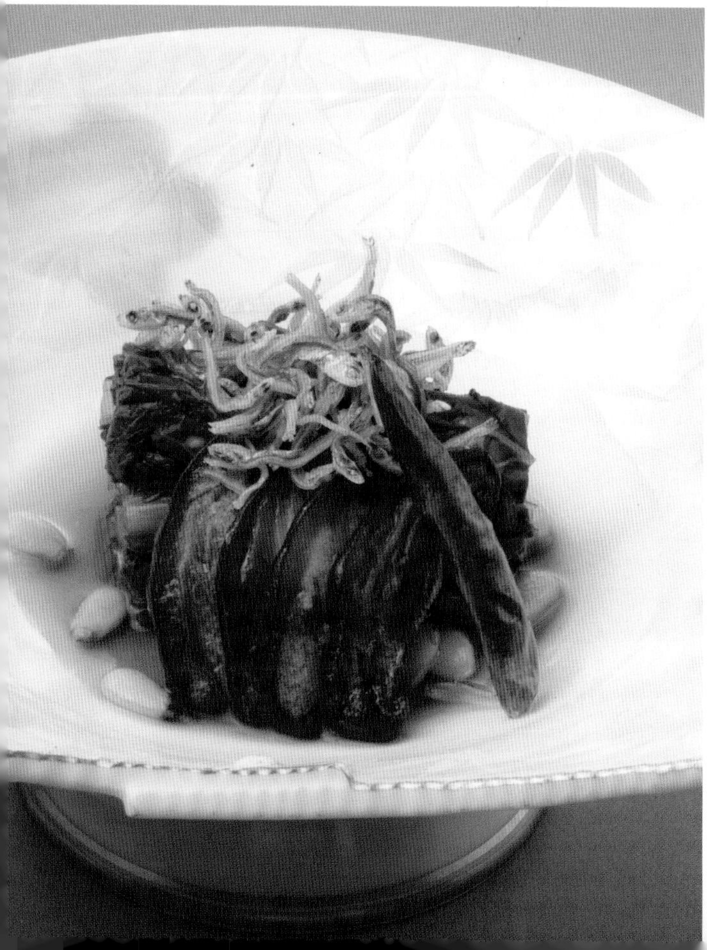

具強壯骨骼功效的組合

蔥油拌小松菜

預防感冒 提升免疫力 預防骨質疏鬆 美膚效果

材料（2人份）

小松菜1把／乾香菇2朵／A〔蔥油2大匙／醬油1又1/2大匙／鹽、胡椒各少量〕／魩仔魚20g／松子少量

作法

1 小松菜用加入1小撮鹽（分量外）的熱水迅速汆燙，泡冷水稍微擠乾水分，整齊切成3cm長。

2 乾香菇用溫水約泡2小時回軟，切薄片，用A稍微拌炒。

3 在容器中盛入1的小松菜，放上2的香菇，淋上炒2後剩餘的調味料。放上魩仔魚，撒上松子。

重點筆記

・「蔥油」的作法／將2根份長蔥的蔥白切成5cm長，和紅辣椒一起放入加熱至160℃的5杯沙拉油中，炸到有焦色，讓蔥的香味和辣椒的辣味釋入油中（方便製作的分量）。

用大量包心菜滋養內臟

芥末醬
涼拌雞肉包心菜

預防癌症 降低膽固醇 健胃效果 強化肝功能 美膚效果

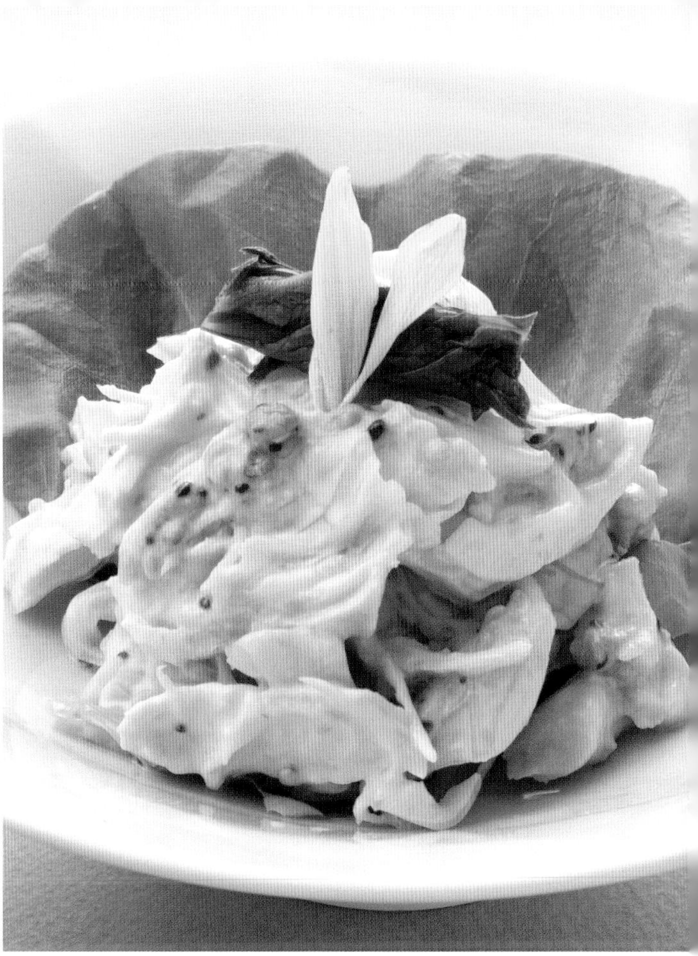

材料（4人份）

雞胸肉1片／A〔白葡萄酒3大匙／鹽1小撮〕／包心菜1/4個／洋蔥1/2個／生菜1片／菊花少量／B〔美乃滋4大匙／顆粒芥末醬2大匙／鹽1小撮／胡椒少量〕

作法

1 在淺盤中放入雞胸肉，撒上A，蓋上保鮮膜，用已冒蒸氣的蒸鍋約蒸12～13分鐘，放涼後用手撕大塊備用。

2 包心菜切成3cm四方塊，汆燙一下用網篩撈起，撒鹽1小撮（分量外），等菜葉變軟後擠除水分。洋蔥切薄片，撒上少量鹽（分量外），變軟後擠除水分。

3 在鋼盆中放入B混合，加入1和2調拌均勻。盛入鋪有生菜的容器中，最後裝飾上菊花。

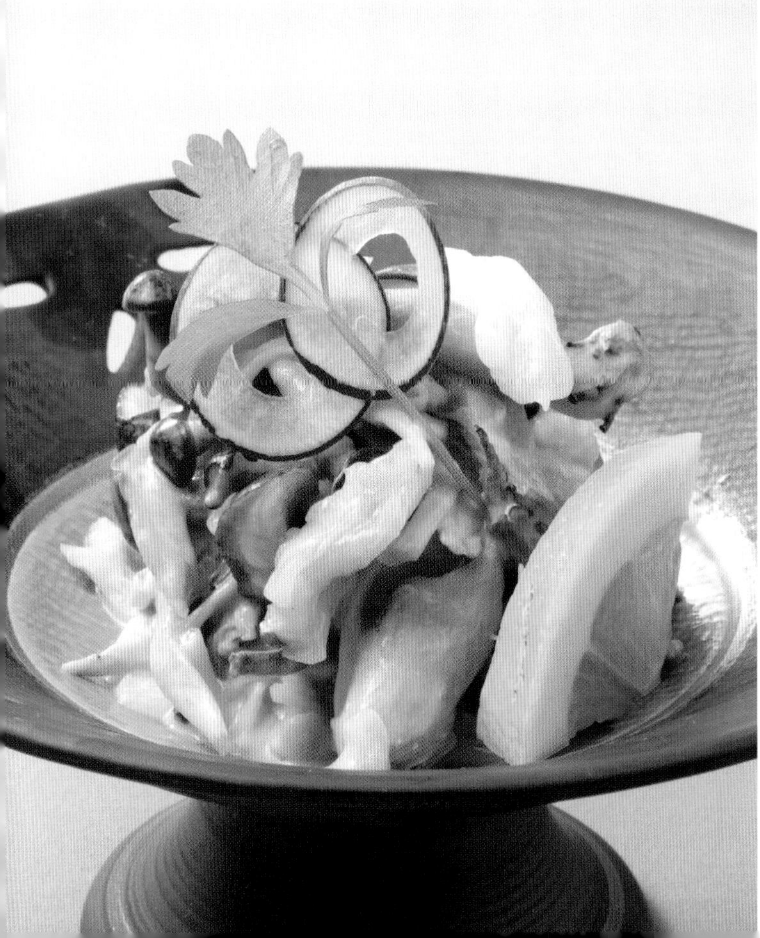

調整腸胃，減輕壓力

優格拌菜心
烤蘑菇

預防癌症 預防高血壓 整腸作用 美膚效果 預防骨質疏鬆

材料（4人份）

白菜（菜心）2片份／鴻禧菇1盒／新鮮香菇2片／金針菇1袋／酒1小匙／鹽1小撮

A〔原味優格1/4杯／薄口醬油2小匙／味醂1小匙〕／鴨兒芹、櫻桃蘿蔔各少量／檸檬片少量

作法

1 白菜心縱切一半再切細條，用燒烤爐烤到變軟。

2 鴻禧菇切除根底弄散，新鮮香菇剔除硬蒂、切薄片，金針菇去泥屑長度分切3等份。

3 鴻禧菇、香菇和金針菇灑上酒，加鹽調味。

4 將A的所有材料混合，調拌1和3後盛入容器中，裝飾上鴨兒芹、櫻桃蘿蔔和檸檬片。

主菜

若想追求健康，餐桌上應大量運用蔬菜。重點是在主料理的大量蔬菜中，加入優質蛋白質。均衡組合肉和魚類，料理能呈現分量感，也能增進滿足感。

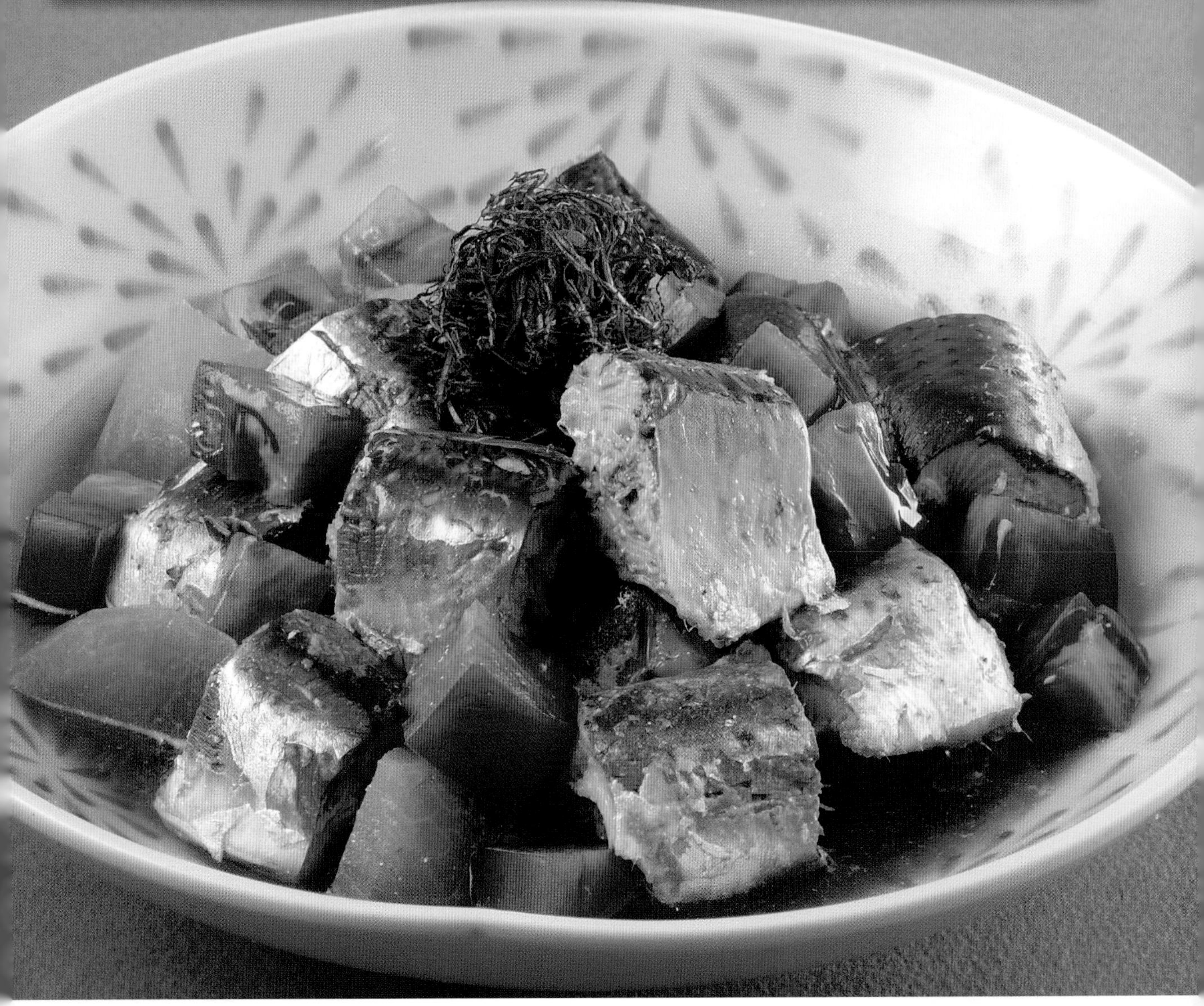

一盤就足夠！營養均衡分量剛好

番茄燉蘿蔔沙丁魚

預防癌症　預防高血壓　血液清暢效果　降低膽固醇　預防失智症　提升免疫力

材料（4人份）

沙丁魚10尾／鹽2小匙／白蘿蔔1/2根／番茄大1個／酒、水各2杯／砂糖4小匙／醬油4小匙／生薑汁2小匙／綠紫蘇葉（切絲）4片分

作法

1 沙丁魚去頭和尾，去除內臟撒上鹽，靜置20分鐘備用。

2 將1過熱水汆燙，切成一口大小。

3 白蘿蔔隨意切塊，（若有的話）用洗米水煮到裡面略沒煮透的程度。

4 番茄剔除種子，隨意切塊備用。

5 在鍋裡放入酒、水、1的沙丁魚和3的白蘿蔔，開大火加熱，加上內蓋。煮沸後撈除浮沫轉中火，加入砂糖後大約再煮20分鐘。

6 湯汁煮至一半後，加入4的番茄、醬油和生薑汁，味道融合後熄火，盛入容器中，裝飾上綠紫蘇葉。

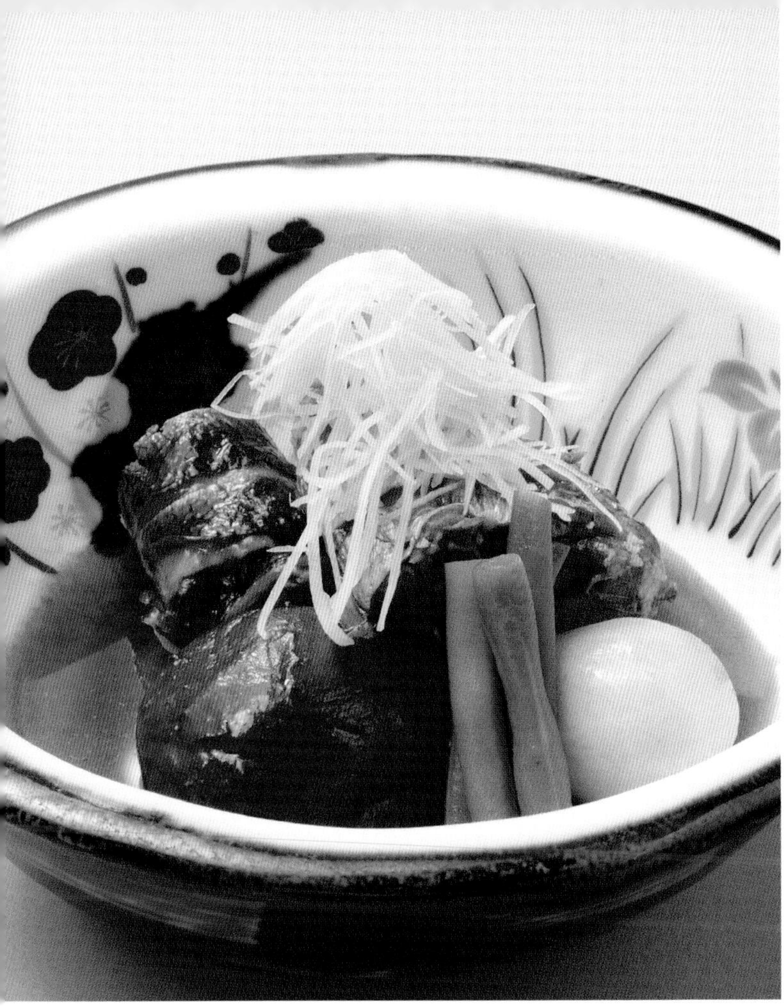

富食物纖維讓人成為清腸美人

梅煮牛蒡秋刀魚

預防癌症 預防高血壓 血液清暢效果 降低膽固醇 預防失智症 整腸作用

材料（2人份）

秋刀魚2尾／牛蒡1根／A〔高湯1/2杯／酒1/4杯／味醂2大匙／砂糖4大匙〕／B〔醬油2大匙／溜醬油1大匙〕／梅乾（大顆）3個／生薑（切薄片）1塊／芋頭（小）2～3個／四季豆4～5根　薑絲適量

作法

1 秋刀魚切除頭部，切成一口大小的圓筒狀，用筷子等工具拉出內臟，水洗後擦除水分。

2 牛蒡洗淨切成4cm長，放入已加1小匙醋（分量外）的熱水（分量外）中汆燙。

3 在鍋裡放入混好的A，加入1和2開大火加熱。煮沸後撈除浮沫，煮汁約煮到剩2/3時加入B，蓋上內蓋用中火約煮20分鐘。

4 煮汁熬煮到剩1/3時轉小火，加入梅乾和生薑，約熬煮5分鐘直到產生光澤。

5 將4盛入容器中，加入芋頭和四季豆，佐配上薑絲。

重點筆記

・芋頭和四季豆，分別已用八方高湯（p.69）熬煮入味。

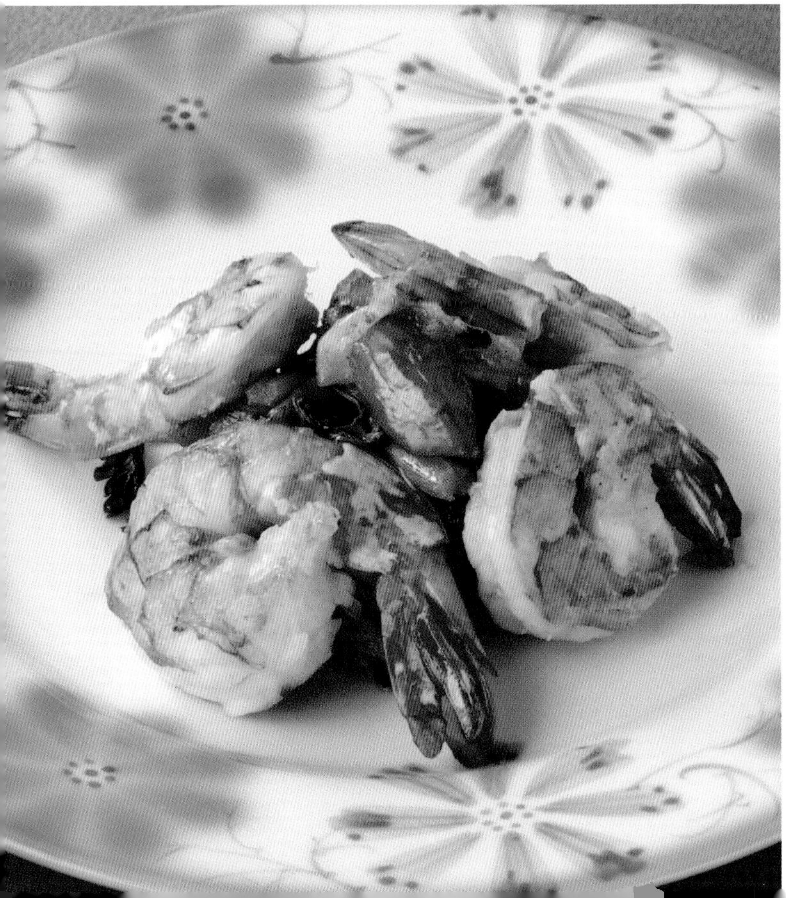

酥脆彈牙的口感美味非凡

蒜炒芹菜蝦

健胃效果 整腸作用 消除疲勞 預防高血壓

材料（4人份）

蝦12尾／芹菜1根／醬油1小匙／沙拉油1大匙／大蒜（切末）1瓣份／鹽、胡椒各少量

作法

1 蝦子去殼，剔除背腸用水充分洗淨。

2 芹菜莖切成4～5cm長，葉子切大片。

3 在鋼盆中放入混好的1和2，均勻的淋上醬油充分混合，靜置約10分鐘備用。

4 在平底鍋中倒入沙拉油，爆香大蒜後加入3，用中火迅速拌炒一下，加鹽和胡椒調味，盛入容器中。

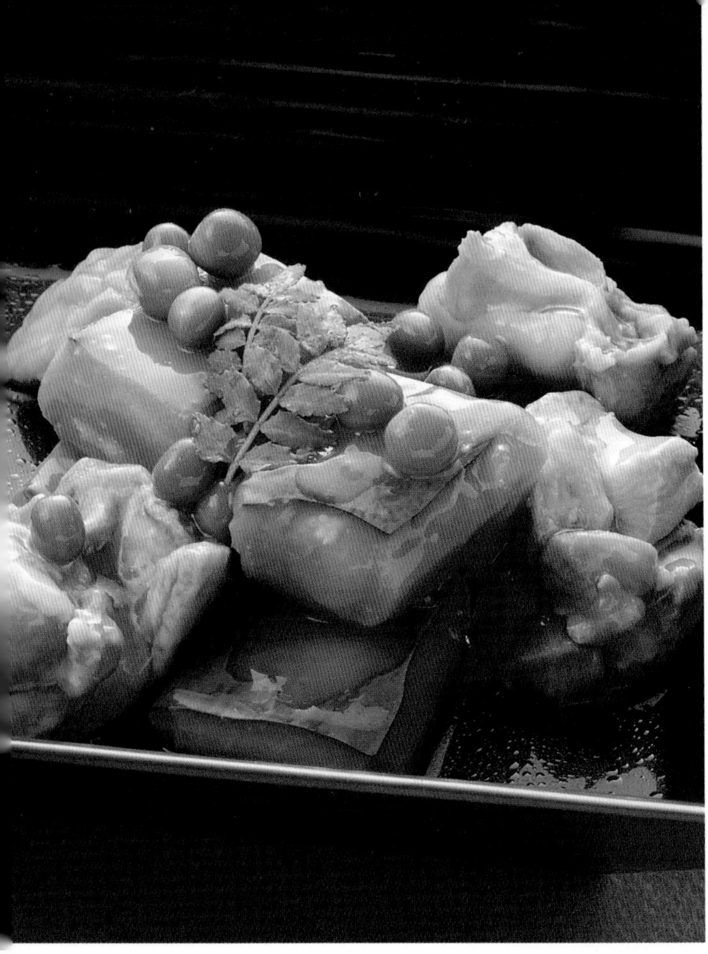

提升免疫力預防感冒

南瓜燉雞肉

預防癌症　預防感冒　提升免疫力　防止老化

材料（4人份）

南瓜350g／雞腿肉200g／綠豌豆（淨重）130g／麻油2小匙／A〔高湯1又1/2杯／酒、味醂各1大匙／砂糖2大匙／薄口醬油2大匙〕／樹芽少量

作法

1 南瓜剔除種子和瓜囊，在各處削去一些外皮（太硬的話要削厚一點），切成方便食用的大小，再削去稜角。

2 綠豌豆從豆莢中取出，因太硬用沸鹽水煮一下。

3 雞肉切成方便食用的大小。

4 在鍋裡以中火加熱麻油，稍微拌炒雞肉，加入快要能蓋住食材的水（分量外），一面舀除浮沫，一面熬煮。

5 在4中加入1的南瓜，加入A的所有材料，以中火煮15分鐘。再加入2，續煮約5分鐘，煮到煮汁變少為止。

6 將5盛入容器中，裝飾上樹芽。

營養滿分！讓人活力充沛的組合

炸酪梨豬肉捲

降低膽固醇　消除疲勞　美膚效果　血液清暢效果

材料（4人份）

豬五花肉（切薄片）200g／鹽、胡椒各少量／酪梨2個／麵粉適量／蛋2個／生麵包粉適量／炸油適量／A〔美乃滋6大匙／青芥末4小匙／醬油2大匙〕／喜歡的蔬菜、檸檬各適量

作法

1 豬五花肉攤平，撒鹽和胡椒。酪梨縱切成1/4的月牙片。

2 混合A製成青芥末美乃滋醬。

3 在1的酪梨上捲包豬肉，依序裹上麵粉→蛋汁→麵包粉。

4 將3放入180℃的油中適度油炸，盛入容器中，配上喜歡的蔬菜和檸檬，最後淋上2的醬汁。

重點筆記

・喜歡的蔬菜／這裡是準備水洗後的綜合蔬菜嫩芽10g、泡過水的洋蔥薄片10g和蘿蔔嬰5g混合。再佐配2個小番茄。

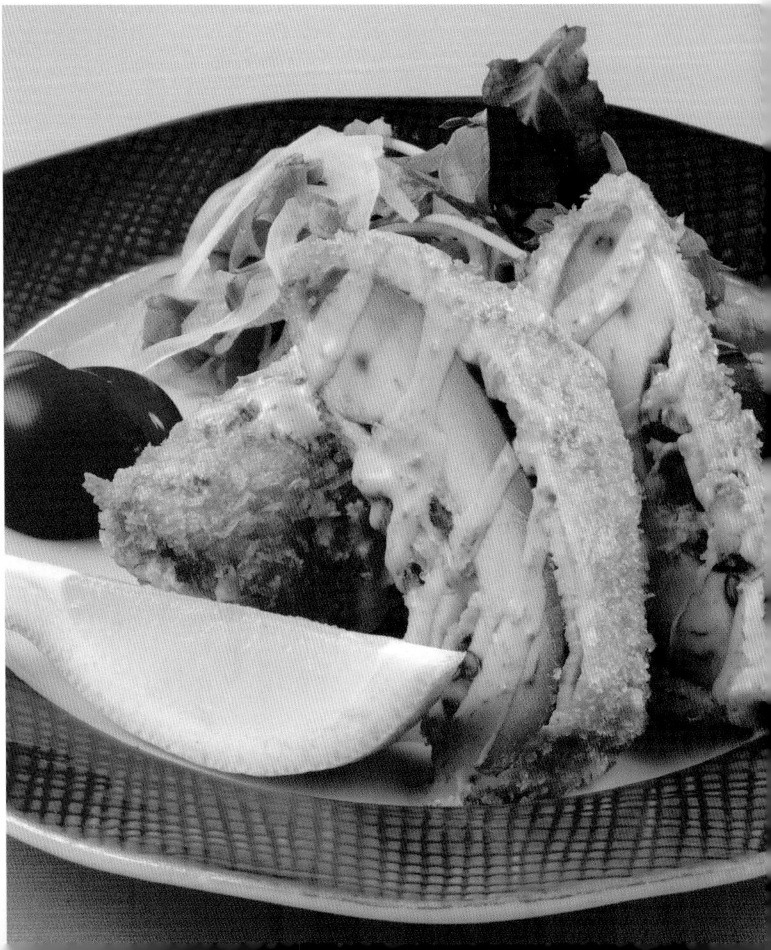

牛肉汆燙過已去除多餘油脂

牛肉炸馬鈴薯佐芝麻醬

預防骨質疏鬆 美膚效果 防止老化 預防貧血

材料（2人份）

牛里肌肉（切薄片）80g／馬鈴薯（小）1個／炸油適量／胡蘿蔔5g／蘘荷1個／蔬菜嫩芽20g／沙拉用芹菜5g／芝麻醬*下述全量

作法

1 牛里肌肉過熱水迅速燙一下，儘速過冰水，擦去水分。

2 馬鈴薯切絲，泡水一下去除澀液，瀝除水分後用160℃的油油炸。

3 胡蘿蔔和蘘荷分別切絲，蔬菜嫩芽和切除根部的沙拉用芹菜混合，泡水一下再瀝除水分。

4 在容器中依序盛入2、1、3，最後淋上芝麻醬。

重點筆記

・芝麻醬的作法／白味噌、紅味噌、芝麻粉各20g、蘋果泥20g、洋蔥泥10g、味醂1/2小匙、美乃滋1小匙、柑橘醋2大匙，將全部材料混合。

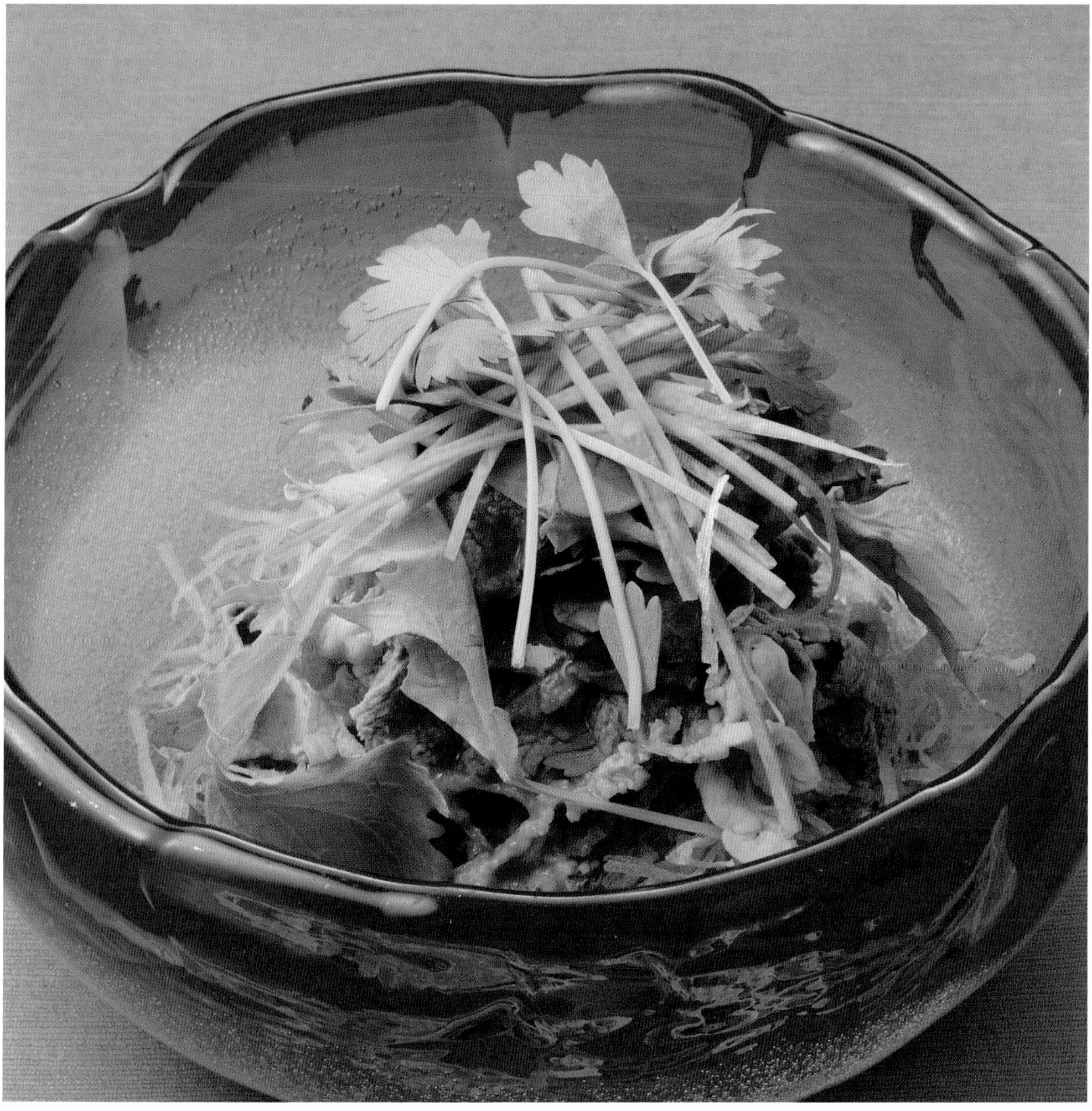

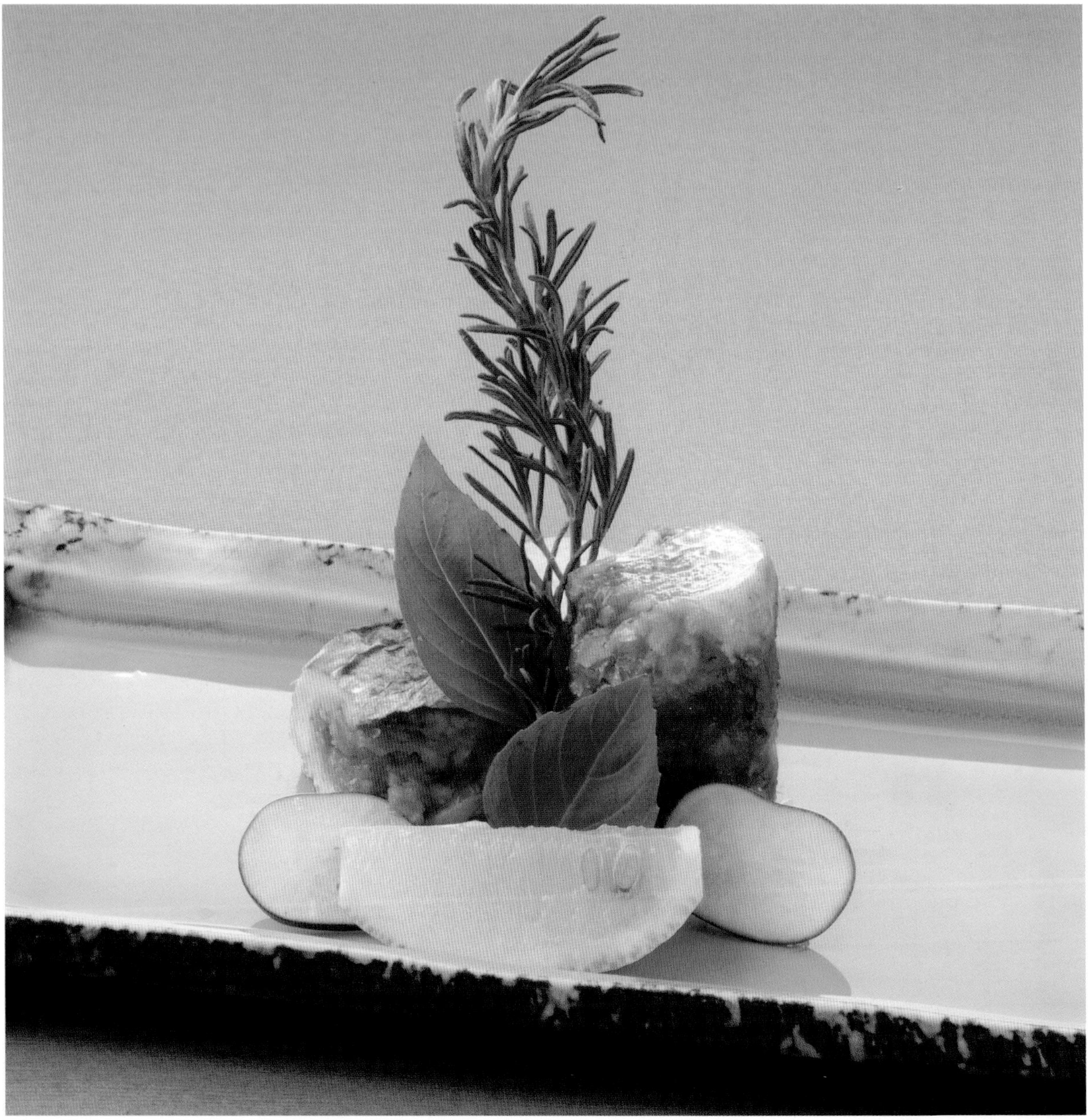

能強力抗氧化防癌效果也值得期待！

南瓜胡蘿蔔和香草煎沙丁魚

預防高血壓　血液清暢效果　降低膽固醇　預防失智症　提升免疫力

材料（4人份）

沙丁魚（大）4尾／鹽1小撮／胡椒少量／南瓜200g／胡蘿蔔50g／A〔高湯180ml／醬油1/2小匙／砂糖2大匙／味醂1大匙／鹽少量〕／蘿勒（切碎）適量／迷迭香（切末）適量／麵粉適量／橄欖油2大匙／櫻桃蘿蔔、檸檬、香草（蘿勒、迷迭香等）各適量

作法

1 沙丁魚剔除魚鱗和魚頭，剔除內臟，用手從中劃開魚肉後用水洗淨，擦除水分，在分開的魚腹上撒鹽和胡椒。

2 南瓜切成適當的大小，胡蘿蔔切絲。

3 將A放入鍋中煮沸，加入2的南瓜和胡蘿蔔，用小火煮到食材變軟入味後取出，用食物調理機攪打成泥狀。

4 在1的沙丁魚腹中放入蘿勒和迷迭香，再放上3，如同夾住般將魚腹封口，沾上麵粉。

5 在平底鍋中加熱橄欖油放入4，用中火煎至兩面恰到好處。

6 將5切半盛入容器中，裝飾上香草、櫻桃蘿蔔和月牙形檸檬片。

有助消化，滋養疲憊的身體

菠菜嫩蒸馬頭魚佐黑醋芡汁

預防高血壓　血液清澈效果　降低膽固醇　預防失智症　消除疲勞

材料（4人份）

馬頭魚1尾／菠菜1把／蝦5尾／蛋白4個份／酒1小匙／鹽1小撮／葛粉少量／A〔高湯1/2杯／薄口醬油2大匙／味醂、黑醋各2小匙〕／柚子皮（切絲）少量

作法

1 馬頭魚用刀去鱗後分切成3片，去骨。

2 在容器中鋪入昆布（分量外），放上1的馬頭魚，撒上酒和鹽，用冒蒸氣的蒸鍋蒸5分鐘。

3 菠菜用水洗淨後，放入加了1小撮鹽（分量外）的沸水中氽燙，取出泡冷水後充分擠乾水分。

4 蝦子去殼，氽燙後切粗末。

5 在果汁機中放入菠菜和蛋白，攪打直到變細滑，倒入鋼盆中，用打蛋器充分攪打發泡直到尖端能夠豎起。

6 在容器中盛入2的馬頭魚，淋上5，放入已冒蒸氣的蒸籠中，再蒸5分鐘。

7 在鍋裡放入A的所有材料，以中火加熱，煮沸後加入4，熟透後以調水的葛粉勾芡。

8 6蒸好後淋上7，最後裝飾上柚子絲。

重點筆記

・用刀去魚鱗／這是剝除魚鱗的方法之一。將菜刀斜握插入魚鱗和魚皮之間，將表面薄薄的魚鱗連皮一起去除。細魚鱗的比目魚或鰈魚，肉質柔軟或如馬頭魚般的魚鱗都適合採用此法

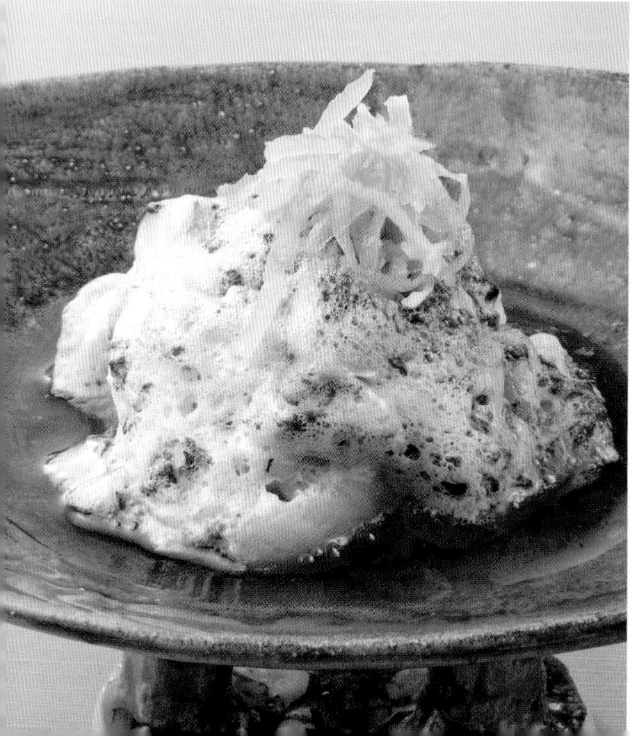

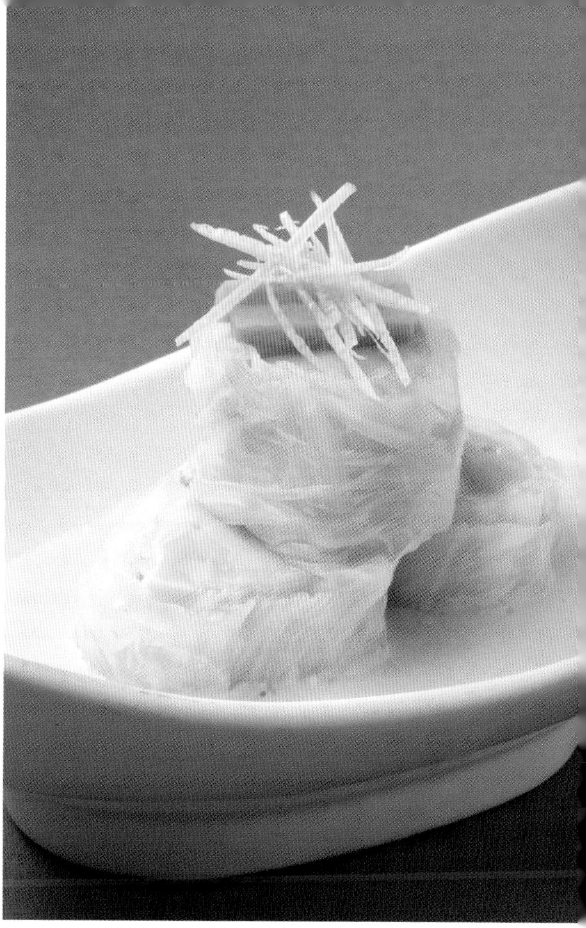

紓解壓力料理！口感也一級棒

粟麩白菜捲飛鳥煮

預防高血壓　整腸作用　預防骨質疏鬆　美膚效果

材料（4人份）

白菜（外葉）4片／粟麩（譯註：天然麵筋中，混入小米蒸製而成的食品）1條／A〔高湯、鮮奶各360ml／薄口醬油、味醂各2大匙〕／調水的葛粉汁少量／胡蘿蔔（氽燙過）、柚皮絲各少量

作法

1 白菜用加少量鹽（分量外）的熱水氽燙一下，硬莖部分用研磨棒等工具敲軟備用。

2 粟麩切成條狀，用180℃的油將表面清炸至酥脆。

3 在竹捲簾上攤平放上1的白菜，再放上2的粟麩作為軸心捲包起來，拿掉竹捲簾，在4個地方用棉線綁好固定。

4 在鍋裡放入A的所有材料，開火加熱，煮沸後加入3煮到白菜變軟。最後用調水的葛粉汁勾芡。

5 拆掉白菜捲上的棉線，切成方便食用的大小，盛入容器中。倒入煮汁，裝飾上柚皮絲、氽燙過的胡蘿蔔。

重點筆記

・調水的葛粉，粉和水的比例為1：1。這裡是各使用1小匙。也可以用片栗粉取代葛粉。

・粟麩也可用麻糬取代。

（譯註：飛鳥煮為奈良縣飛鳥地區的鄉土料理）

能攝取大量蔬菜！～三種勾芡料理～

料理完成時以芡汁勾芡，不但口感更佳，還能提高滿足感。
佐以芡汁後，讓人不知不覺間吃下大量蔬菜。

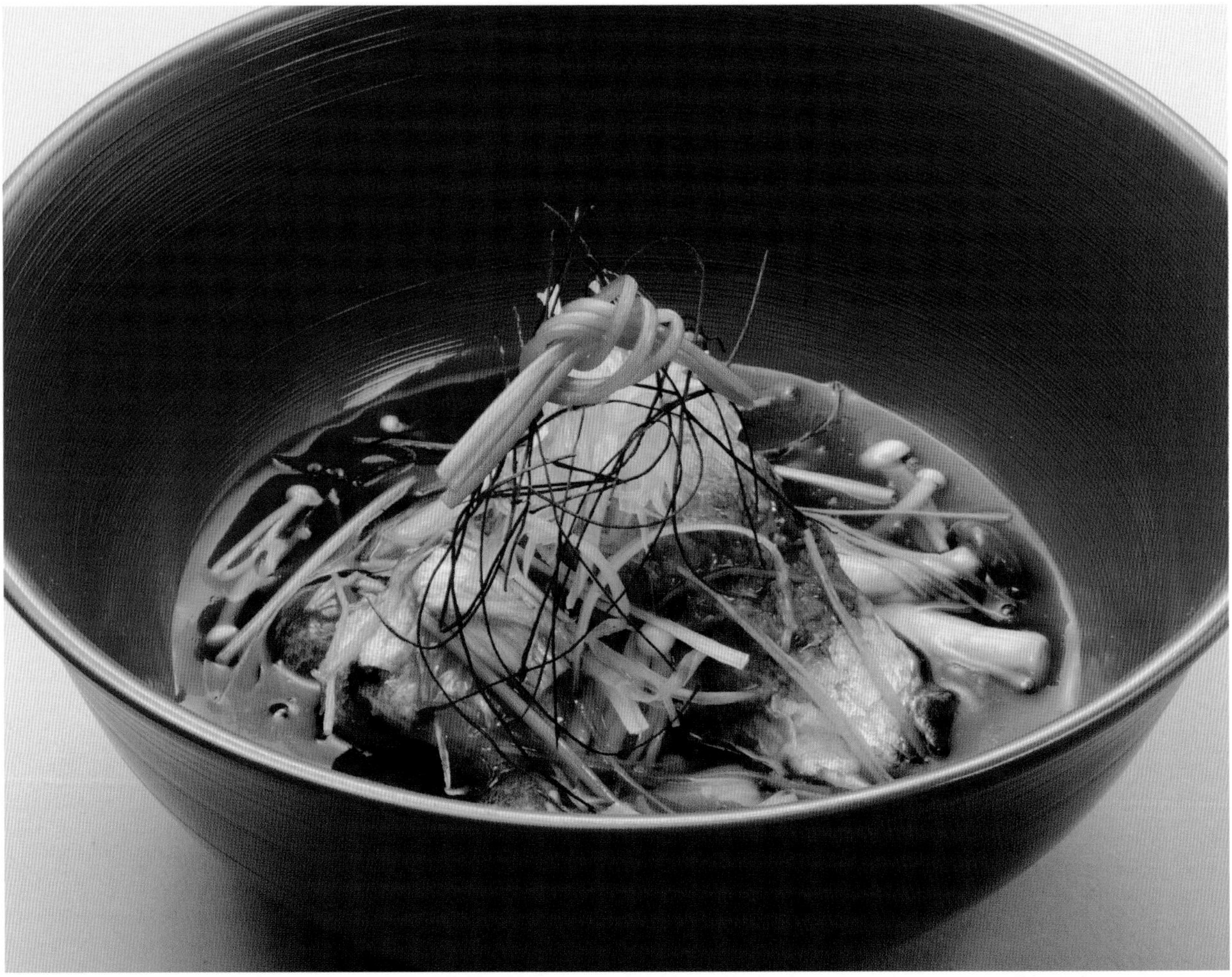

以五彩蔬菜彌補攝取量不足

檸檬芡汁燴什錦蔬菜沙丁魚

預防高血壓　血液清暢效果　降低膽固醇　預防失智症　提升免疫力

材料（2人份）

沙丁魚2尾／檸檬汁2大匙／大蒜1瓣／鹽、胡椒各少量／麵粉1小撮／橄欖油2大匙／胡蘿蔔10g／金針菇1/4袋／調水的片栗粉汁適量／A〔高湯180ml／薄口醬油、味醂各1大匙〕／蔥白絲、紅辣椒絲各少量／鴨兒芹莖、荷蘭芹各少量

作法

1 沙丁魚剔除魚鱗和魚頭，去除內臟。用手從中劃開魚肉去除魚骨後，稍微撒點鹽，用水洗淨，充分擦乾水分。

2 在1上撒上鹽和胡椒，沾上麵粉。

3 在平底鍋中加熱橄欖油，加入用刀剁碎的大蒜和2，為避免煎焦，一面晃動鍋子，一面以中火將兩面煎一下。

4 胡蘿蔔切絲。金針菇切除根底，用沸水汆燙一下。

5 在別的鍋裡放入混合的A，開中火加熱。煮沸後火轉小，用片栗粉汁勾芡，離火，再加入4的蔬菜。

6 等5涼了之後，加入所有檸檬汁或加入喜好的分量。

7 在容器中盛入3，淋上6，再裝飾上蔥白絲、紅辣椒絲和打結的鴨兒芹。

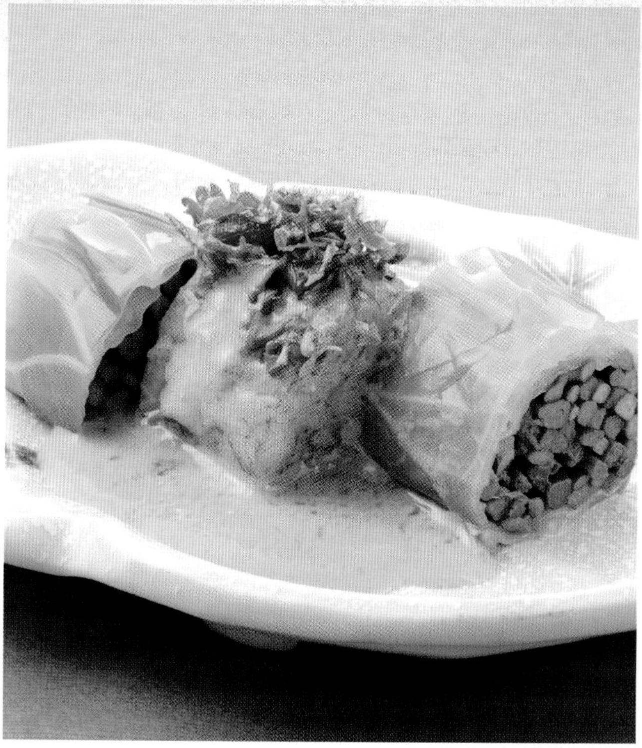

起司芡汁讓和風包心菜捲更濃郁美味

起司芡汁燴包心菜山菜捲

預防高血壓 健胃效果 整腸作用 強化肝功能 預防骨質疏鬆

材料（2人份）

包心菜（外葉）4片／紫萁（Osmunda japonica Thunb，水煮）100g／起司芡汁*適量／荷蘭芹、泡水回軟的枸杞各少量

作法

1 包心菜汆燙一下，撒鹽（分量外）放涼。

2 紫萁綁成束，用大量的沸水一面煮軟，一面除去澀味。

3 在竹捲簾上攤平放上1的包心菜，放上2的紫萁捲包起來，切成一口大小後盛入容器中。

4 在3上淋上熱的起司芡汁，裝飾上荷蘭芹和枸杞。

重點筆記

・起司芡汁的作法／在鍋裡放入高湯4杯、味醂1/2杯、薄口醬油1/2杯、奶油起司100g，以中火加熱，煮到變細滑後，加入調水的葛粉汁（葛粉2小匙＋水2小匙）勾芡。

・葛粉汁也可改用片栗粉以等量的水調勻。

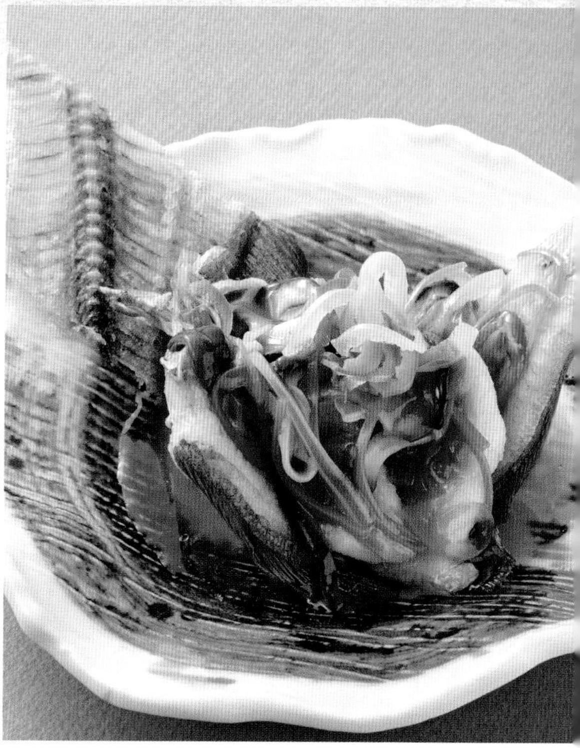

以燒烤減少油脂更有益健康

什錦蔬菜燴烤鰈魚

整腸作用 提升免疫力 美膚效果 防止老化

材料（4人份）

鰈魚（分切5片・小）2尾／鹽、胡椒各少量／胡蘿蔔50g／芹菜60g／青椒1個／彩色甜椒（紅）1/2個／新鮮香菇2朵／A〔高湯1杯／酒1小匙／薄口醬油、味醂各2小匙／調水的片栗粉汁2大匙

作法

1 鰈魚分切成5片，魚片再切半，稍微撒點鹽和胡椒，用燒烤爐烤好，去除中骨備用。

2 胡蘿蔔切絲，芹菜剔除硬莖切絲。彩色甜椒去蒂和種子，切絲，新鮮香菇切細條。

3 在平底鍋中加熱沙拉油，放入2的蔬菜以中火拌炒，整體都沾油後，加入A稍煮。

4 蔬菜都煮軟後，均勻的淋入片栗粉汁勾芡。

5 在容器中盛入1的鰈魚，淋上4的芡汁。依個人喜好加上清炸過的中骨。

重點筆記

・中骨清炸的作法，是中骨陰乾（或放入冰箱不蓋保鮮膜讓它冰乾）後，放入170℃的炸油中充分油炸，炸至酥脆非常美味，還具有豐富的鈣質。

水果中含有能調節身體狀況的豐富維生素和礦物質，對美容、維持健康等均有廣泛功效。水果特有的顏色和香味中，含有「植物化學成分（Phytochemical；抗酸化物質），經研究發現還具有防癌效果。

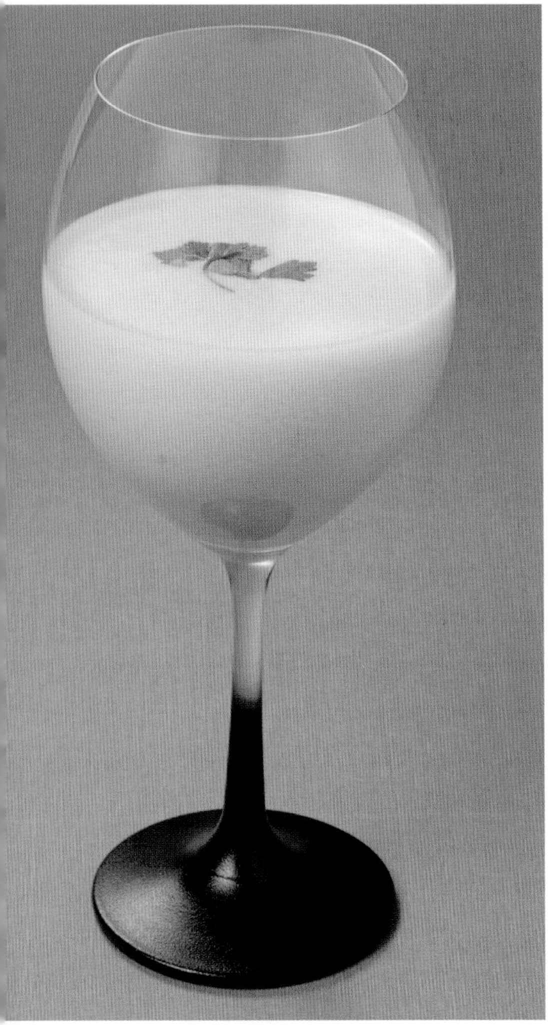

用果汁的感覺鎮靜神經

綠紫蘇胡蘿蔔芒果豆奶

整腸作用 預防感冒

材料（4人份）

香蕉2根／芒果1個／綠紫蘇葉8片／豆奶2杯／市售胡蘿蔔汁1杯

作法

1 香蕉去皮。芒果去皮，剔除種子。

2 在果汁機中放入1的水果和剩餘的所有材料，放入2個冰塊攪打。攪打變細滑後即完成。

清爽的苦味與酸味屬於大人風味

糖醋汁拌芹菜葡萄柚

預防癌症 消除疲勞 瘦身效果 美膚效果 防止老化

材料（4人份）

芹菜1根／葡萄柚（紅寶石品種）1個／A〔醋1大匙／砂糖1大匙／鹽少量〕／柚皮絲、醋橘少量

作法

1 芹菜剔除硬筋，整齊切成5cm長，再縱切薄片，泡鹽水（分量外）備用。

2 葡萄柚去皮，再去薄皮取出果肉，分切成三等份。

3 將A的調味料混合製成甜醋汁。

4 將1的芹菜充分擠除水分，和2的葡萄柚和3的糖醋汁混合拌勻。盛入容器中，裝飾上醋橘圓片和柚皮絲。

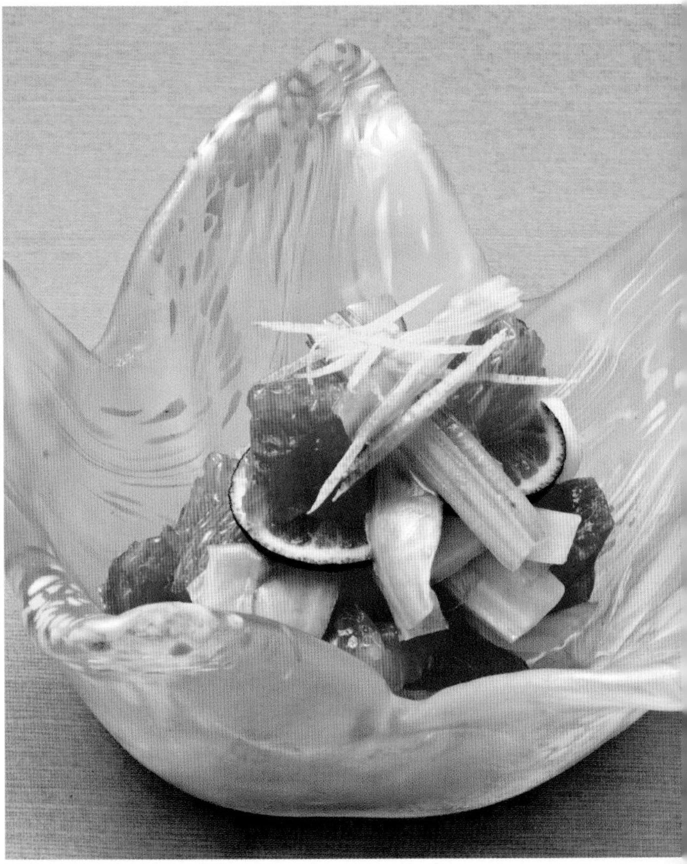

善用日常調味料增進健康

日常慣用的調味料也有各式各樣的功效。這裡將介紹了解之後更有益健康的調味料相關資訊。

麻油

料理完成後加點麻油，能增添香味與風味。它不易氧化，建議可混在炸油中使用。

麻油的成分中，含有芝麻的木酚素（lignan）、芝麻素（sesamin）、無醣基之芝麻木酚素（sesaminol）和維生素E等。這些營養素能強化肝功能，具抗氧化作用，還能預防動脈硬化。再加上維生素C具美膚效果，預防癌症的效果也值得期待。麻油務必要保存在陰暗處。

橄欖油

橄欖油是橄欖的果實碾碎後萃取出的油脂，自古以來就是維持地中海地區人們健康，最具代表性的健康油。

它的主成分是油酸（olein）。除了抗氧化力強，能降低膽固醇外，它還含有能消除疾病和老化肇因的活性氧的維生素E。橄欖油和良質蛋白質及各種維生素組合，也能增進防止老化的效果。

若想充分發揮健康效果，建議採用以橄欖作為唯一原料，不經精製、高熱或化學處理的第一道冷壓橄欖油（virgin olive oil）。

出乎意料的，橄欖油與和食十分對味，能應用在各式各樣的料理中。

味噌

味噌是以大豆為主原料，加入麴和鹽經發酵、熟成的日本傳統調味料。

除了大豆主原料的功效外，透過發酵熟成，味噌變得更好消化，風味更豐富。它所含的次亞麻油酸（linolenic acid）、皂素和異黃酮（isoflavone）等成分，能預防動脈硬化、高血壓、心臟病、癌症與老化等，是預防生活習慣病的得力食材。

味噌組合二丙烯基硫化物（diallyl sulfide，DAS）（韭菜、洋蔥等），可預防虛冷症。組合DHA（青花魚或竹筴魚等青背魚），具有防止老化的效果。此外，它還有消除魚腥味的作用。味噌煮青花魚就是最佳範例。魚肉以味噌醃漬後，除了增進美味，更易消化吸收外，也能增進保存性。

醬油

醬油是和食中不可或缺的基本調味料。一般我們所說的醬油，是指濃口醬油。它含有梅納汀（Melanoidin；抗氧化作用）以及大約20種的氨基酸（蛋白質），加熱後能散發誘人食欲的芳香與光澤。

醬油組合鐵質（羊栖菜、菠菜等），能改善虛冷症和貧血。醬油開封後建議採取冷藏保存。

醋

依不同的主原料和製造法，有各式各樣的種類，味道、顏色和香味也各有特色。

醋中所含最受矚目的成分是檸檬酸。它具有消除疲勞、改善肩頸僵硬、促進食欲、殺菌、防腐等多項作用。

醋組合蔬菜（各種維生素、礦物質）具有消除疲勞的作用。醋組合水果（維生素C），能夠保護易受破壞的維生素C。醋加熱後風味變圓潤，還有促進食欲的功效，因此能有效改善夏季食欲不振的情形。

蜂蜜

蜂蜜的主成分為果糖、葡萄糖，具有迅速消除疲勞的效果，其所含的寡醣（oligosaccharide）具有整腸效果。此外它還有鐵、葉酸、維生素C、B群、維生素K、鉀等，是一種高營養價值的健康食品。

蜂蜜組合維生素B1（豬肉、大豆等），能增進消除疲勞的效果。組合維生素E（酪梨、南瓜等）能強化美膚效果，美容效果值得期待。

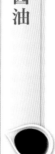

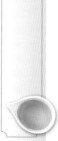

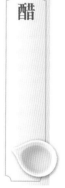

注意隱藏性的營養失調！

讓你活力健康到100歲的「肉類」料理

即使肥胖營養依然不足？

在現今飽食的時代，豈會營養失調？或許有許多人會這麼認為，不過即使飲食飽足，也可能因為營養失調，而產生營養不足的情形。

不只有胃口小、消瘦的人，才會營養不足。事實上肥胖的人，也不能輕忽這個問題。因為攝取的熱量雖多，但若營養失衡的話，也無法攝取到足夠均衡的營養，可能造成「隱藏性營養失調」的情形。此外，在簡單飲食有助健康長壽的風潮影響下，有些人過度在意脂肪、膽固醇的攝取，太刻意避免攝取肉類，不過肉類中卻含有維持生命不可或缺的豐富優質蛋白質。

平時長期處於蛋白質不足的狀態，身體的新陳代謝會減緩，雖然用心保持簡單飲食，仍可能變得容易肥胖，為身體帶來各種不好影響的風險也相對升高，這點必須留意

從肉類有效的攝取蛋白質

除了肉類以外，魚類、大豆等植物性食品中也含有蛋白質，但在蛋白質含量上，比起只需少量便能攝取到所需量的肉類來說，肉類還是略勝一籌。若在意脂肪攝取太多，可透過精選肉種和部位來加以控制。

此外含有優質蛋白質的蛋類，也是值得推薦的營養食品。不過在任何情況下，請別忘了都要「均衡適量」的攝取。

豬肉

豬肉除了含有優質蛋白質外，也含有豐富能消除疲勞的維生素B_1，是適合疲勞或夏季食欲不振時食用的食材。所有部位的豬肉都能烹調食用，沒有任何浪費也是它的魅力所在。

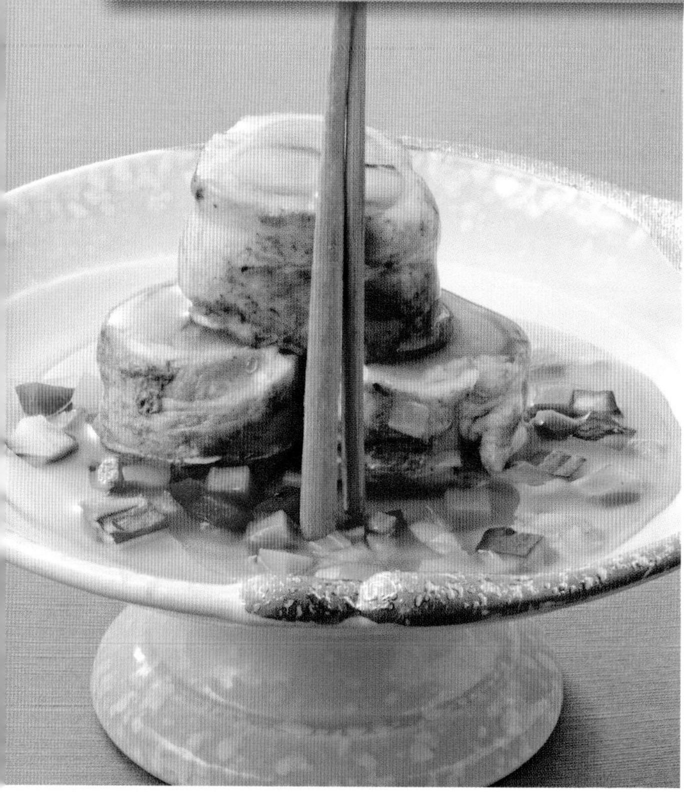

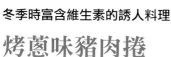

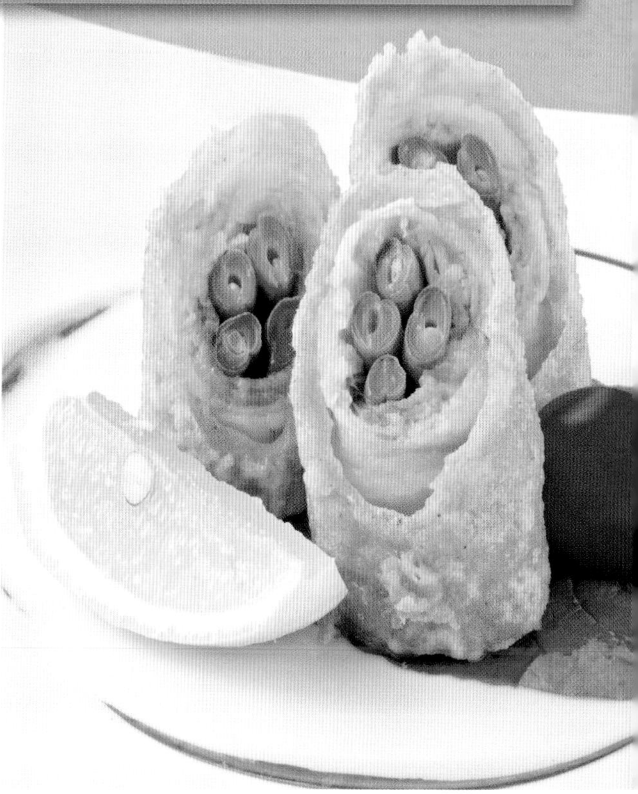

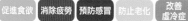

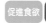

冬季時富含維生素的誘人料理

烤蔥味豬肉捲

促進食欲　消除疲勞　預防感冒　防止老化　改善虛冷症

材料（2人份）

蔥1根／豬五花肉2片／沙拉油適量／小黃瓜1/2根／彩色甜椒（紅、黃）各1/4個／洋蔥1/4個／胡蘿蔔1/4條／調水的葛粉汁2大匙／A〔高湯3大匙／醋3大匙／味醂1大匙／薄口醬油1大匙／砂糖少量〕／青蔥（裝飾用）適量

作法

1 將1根蔥分切成3等份，放入加熱沙拉油的平底鍋中，以大火炒到焦黃。

2 將1的蔥堆成橢圓堆狀，用豬肉捲包起來，捲包最後用牙籤固定，放在燒烤爐上以中火將豬肉烤到有焦色。

3 將胡蘿蔔、洋蔥、小黃瓜和彩色甜椒，分別切成小丁，汆燙一下備用。

4 在鍋裡放入A的所有材料，開火加熱，煮沸後倒入葛粉汁勾芡。勾好芡後加入汆燙好的3，煮開後熄火。

5 將2分切成3等份，盛入容器中，淋上4的芡汁，裝飾上青蔥。

以調味料促進食欲，提高新陳代謝

咖哩風味 炸四季豆豬肉捲

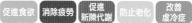

促進食欲　消除疲勞　促進新陳代謝　防止老化　改善虛冷症

材料（4人份）

豬五花肉（切薄片）12片／四季豆24根／鹽、胡椒各少量／A〔麵粉1杯／泡打粉1/3小匙／咖哩粉2小匙／水1杯〕／炸油適量／檸檬、小番茄各適量

作法

1 四季豆撕除硬筋，剔除兩端。

2 將每片豬肉攤開撒上鹽和胡椒。四季豆4根一組，用豬肉呈螺旋狀捲包起來，沾上麵粉。

3 在鋼盆中放入A的所有材料，混合成沒有粉末顆粒，製成麵衣，放入2沾裹麵衣，用170℃的油油炸到麵衣酥脆。

4 將3斜切，盛入容器中，佐配上檸檬和小番茄。

重點筆記

・在麵衣中加入咖哩粉，風味更佳、更誘人食欲。

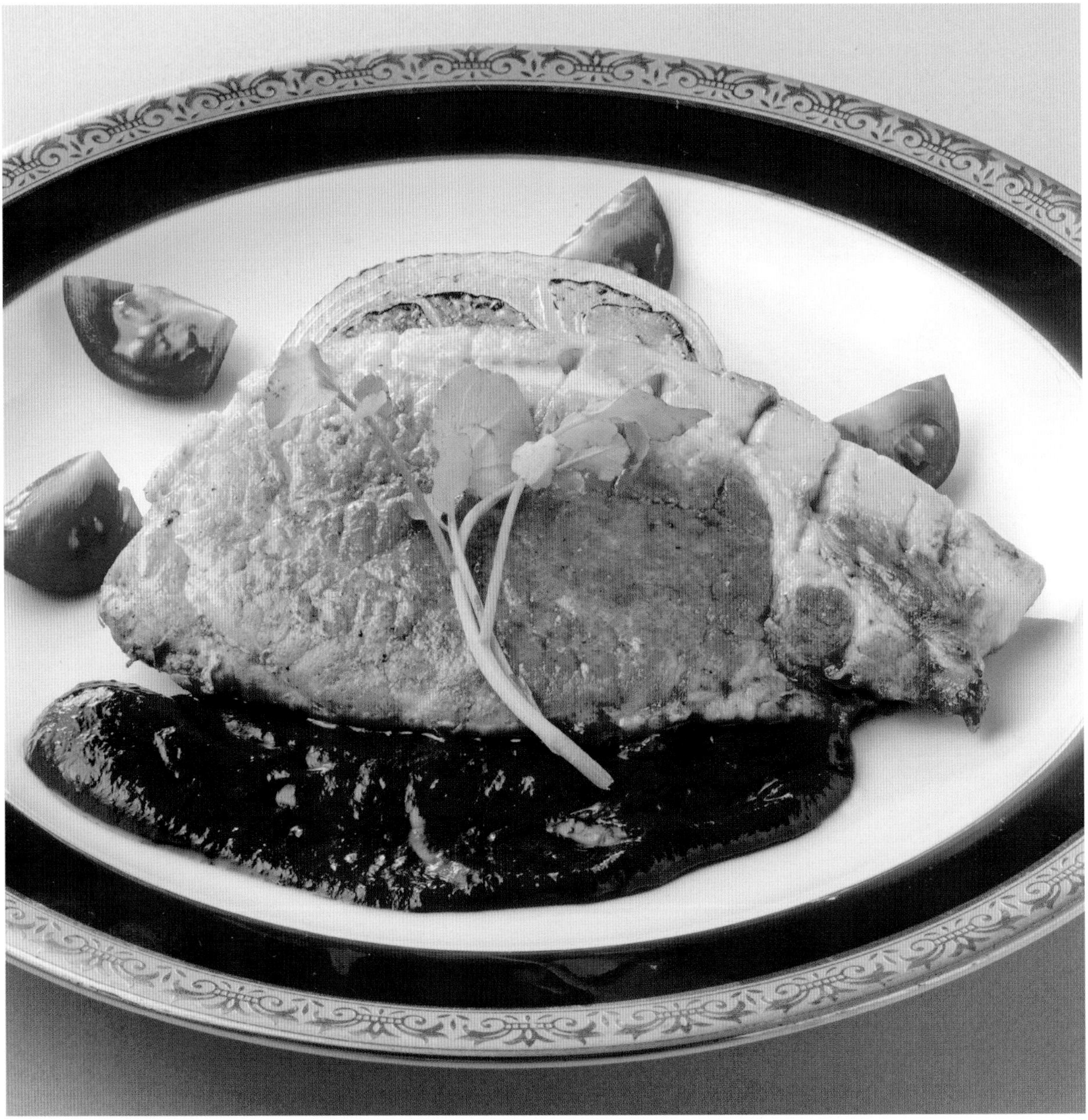

猪肉×洋蔥能消除疲勞＆補充體力

洋蔥和豬里肌排
佐紅味噌巴薩米克醬汁

血液清暢效果　消除疲勞　防止老化　改善虛冷症

材料（1人份）

洋蔥1/3個／豬里肌肉1片／奶油1塊（5g）／鹽、胡椒各少量／紅味噌巴薩米克醬汁*適量／水芹1根／小番茄2個

重點筆記

・紅味噌巴薩米克醬汁的作法／在鍋裡混合紅味噌100g、砂糖4大匙、味醂1大匙、酒1大匙、蛋黃1個份，以小火加熱，用木匙攪拌混合變濃稠後，離火放涼。料理完成後淋上4大匙巴薩米克醬汁。

作法

1 豬里肌肉剔除硬筋，撒鹽和胡椒，放入已用中火加熱的平底鍋中，煎成漂亮的黃褐色。

2 洋蔥分切成3等份。

3 平底鍋以中火加熱，融化奶油後，放入洋蔥和豬肉兩面翻煎直到熟透。豬肉的油脂釋出後，盛入容器中，淋上紅味噌巴薩米克醬汁，最後裝飾上水芹和番茄。

豬肉裹上麵粉更凝縮美味

南瓜豬肉治部煮

消除疲勞 預防感冒 提升免疫力 防止老化 改善虛冷症

材料（2人份）

豬五花肉（塊）60g／南瓜100g／青蔥30g／麵粉適量／A〔高湯2杯／味醂4大匙／醬油2大匙〕

作法

1 南瓜剔除種子和瓜囊，切成方便食用的大小。皮約削去一半，再削去稜角備用。用足量的沸水將南瓜煮到熟透，用網篩撈起瀝除水分。

2 豬五花肉約切成5mm厚。

3 青蔥切成5cm長。

4 在鍋裡放入A的材料，以大火加熱，放入1的南瓜。煮沸後轉小火，蓋上內蓋煮到變軟且入味。

5 在2的豬肉上沾上麵粉，放入4中以中火來煮，加入3的青蔥再煮一下即熄火。

（譯註：治部煮為石川縣金澤市的代表性鄉土料理，特色是肉類裹上麵粉後燉煮。）

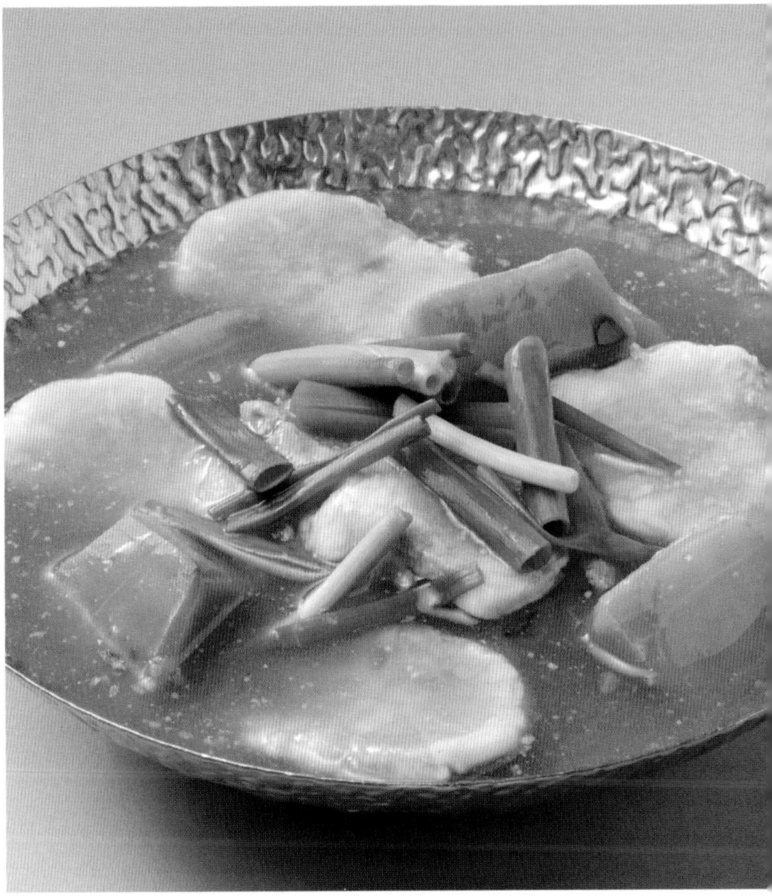

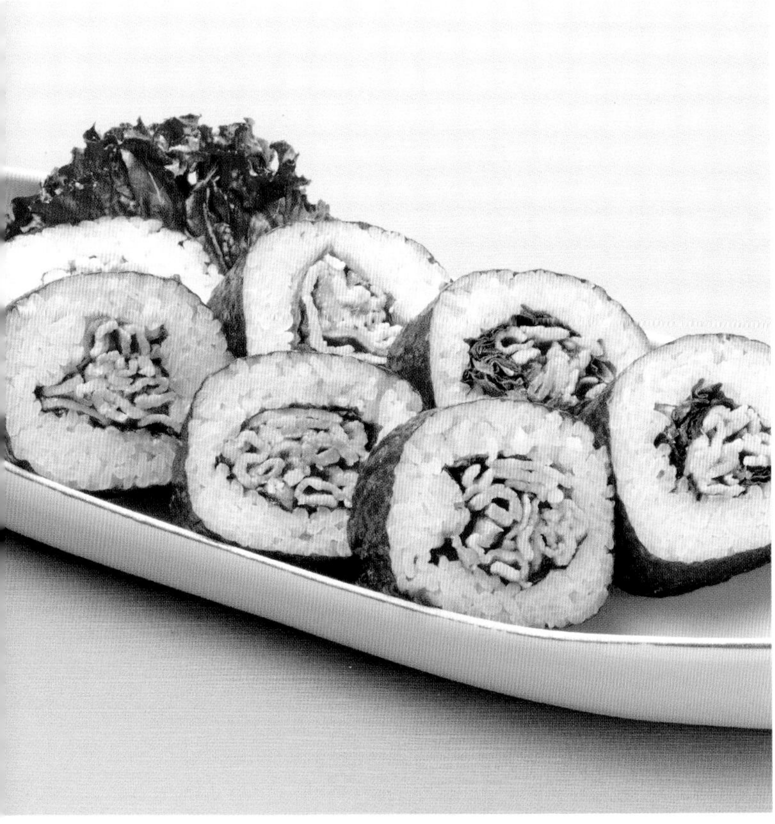

定番人氣料理製成方便手捲

豬肉生薑燒壽司捲

預防癌症 消除疲勞 防止老化 改善虛冷症

材料（壽司捲2條份）

豬肉（一塊）100g／A〔薑泥1小匙／醬油、味醂各2大匙〕／洋蔥40g／胡蘿蔔6g／沙拉油1小匙／壽司飯（P.22）400g／燒海苔2片／紅葉苗苣2片

作法

1 混合A醃豬肉，讓肉入味備用。

2 洋蔥和胡蘿蔔分別切絲備用。

3 在平底鍋中加熱沙拉油，混合拌炒1和2，稍微放涼備用。

4 在竹捲簾上放上海苔，均勻的放上一半量的壽司飯，放上紅葉苗苣，在稍微前面一點放上半量3的生薑燒，捲包後修整外型，再分切成容易食用的厚度。剩餘的材料同樣製作2條份的壽司捲，再分切成方便食用的厚度。

雞肉

雞肉含有高蛋白、低卡路里、少油脂、容易消化吸收，具有滋養強壯身體的效果。不同的部位能製作多樣化料理也是其魅力之一。尤其是雞翅中含有膠原（collagen），能預防老化，美肌效果名列前茅。

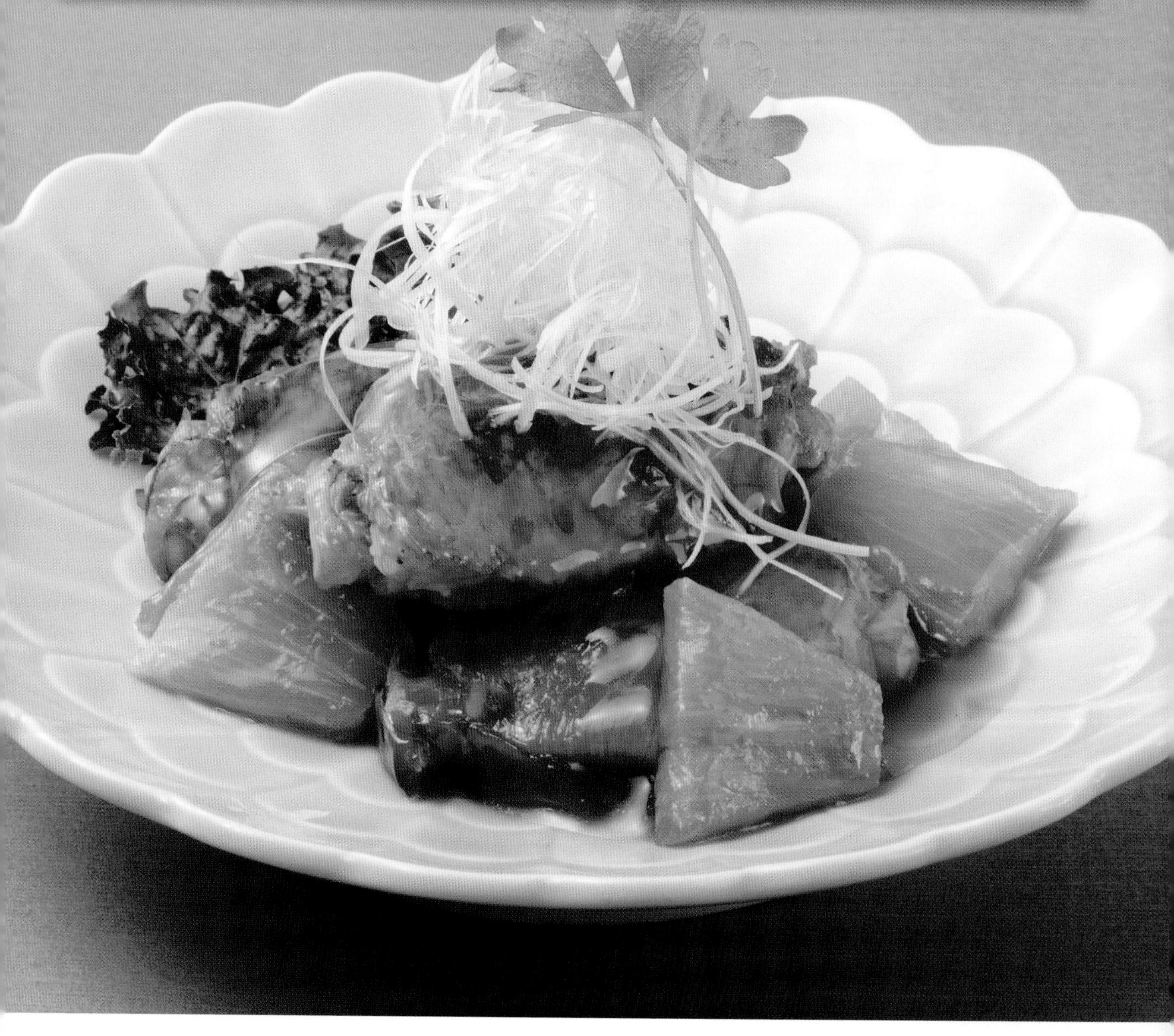

美肌＆美髮效果讓人保持青春

炒煮鳳梨雞翅

降低膽固醇　促進消化　滋養強壯　美膚效果

材料（2人份）

前段雞翅6支／鳳梨罐頭（小罐150g）／酒、醬油各1大匙／生薑（切絲）1塊份／沙拉油少量／調水的片栗粉汁適量／A〔高湯1杯／醬油2大匙／酒2大匙／鳳梨罐頭汁2大匙〕／紅葉苗苣1片／蔥白絲1/4根份

作法

1 雞翅切成方便食用的大小，在皮面用刀劃出切口，加酒和醬油調味。

2 一片鳳梨分切成8塊。

3 在鍋裡加熱沙拉油，生薑以中火拌炒，炒香後加入1的雞翅炒到變軟，加入A的所有材料，用大火一面燉煮，一面撈除浮沫。

4 加入2的鳳梨，最後以片栗粉汁勾芡。

5 在容器中鋪入紅葉苗苣，盛入4，裝飾上蔥白絲。

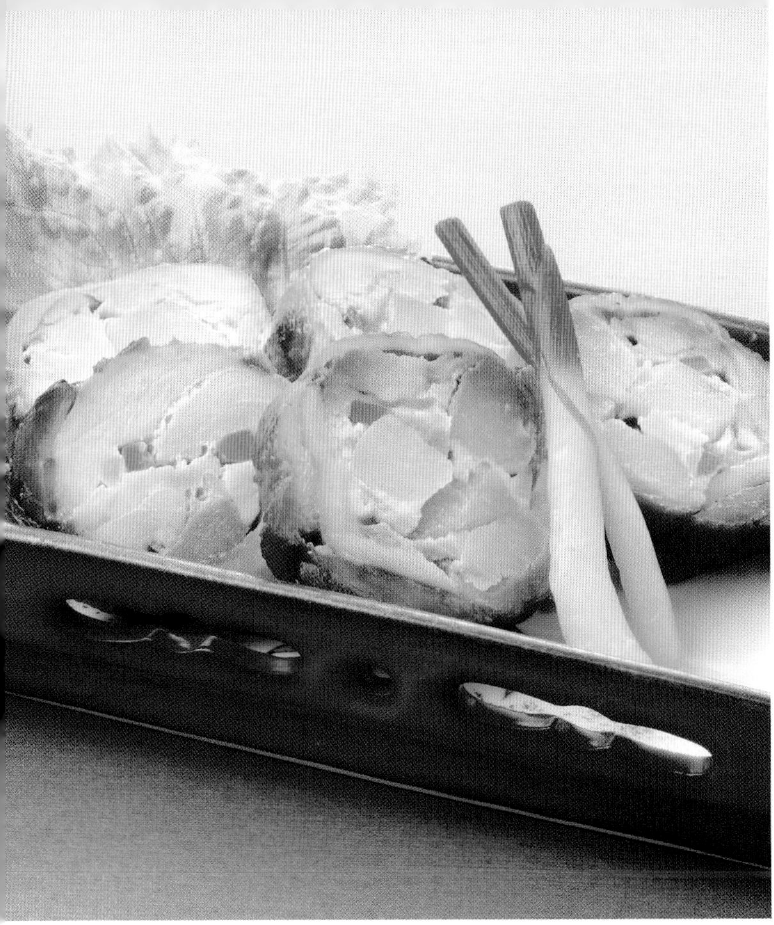

以大家喜愛的馬鈴薯沙拉達到美膚效果！

雞肉鑲馬鈴薯沙拉

降低膽固醇 促進消化 滋養強壯 美膚效果

材料（2人份）

雞腿肉1片／馬鈴薯1個／胡蘿蔔10g／小黃瓜10g／鹽、胡椒各少量／美乃滋1大匙／鮮奶1小匙／沙拉油適量／A〔味醂5大匙／醬油3大匙／酒2大匙〕／萵苣1片／嫩薑2支

作法

1 馬鈴薯、胡蘿蔔去皮，蒸到用竹籤能刺穿的熟度。蒸好後馬鈴薯和胡蘿蔔趁熱壓碎成大塊，混合切碎的小黃瓜，加美乃滋、鮮奶、鹽和胡椒調味。

2 雞腿肉仔細去除油脂。肉厚的部分削薄鋪在薄的部分，讓肉厚薄平均攤平。

3 在2的雞肉上放上1的餡料捲包起來，用棉線捆綁固定。

4 在平底鍋中加熱沙拉油，一面以小火煎3，一面轉動直到上色，加入所有A的材料，一邊翻面，一邊煮到湯汁收乾。

5 拆掉棉線，分切成2cm厚，盛入容器中。佐配上萵苣和嫩薑。

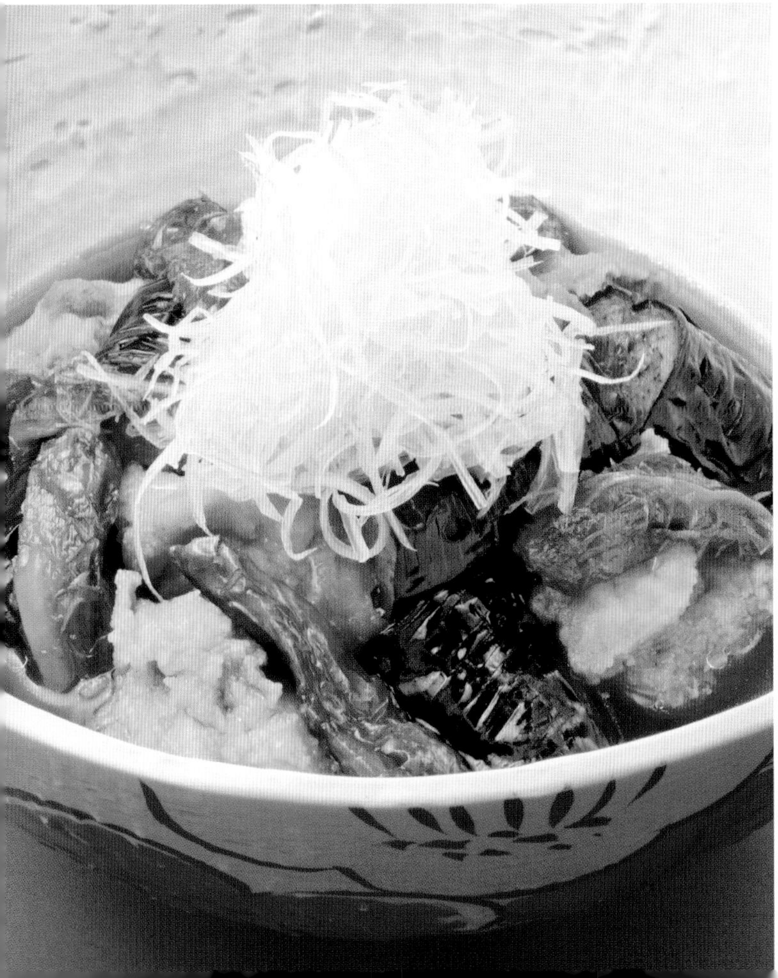

在經典料理中加入雞肉分量十足

炸醃茄子雞肉

降低膽固醇 促進消化 滋養強壯 預防水腫 美膚效果

材料（4人份）

雞腿肉250g／A〔酒1大匙／醬油1/2大匙〕／茄子2條／獅子唐辛子8根／片栗粉適量／蔥1/2根／炸油適量／B〔高湯1杯／醬油3大匙／味醂2大匙／砂糖1/2大匙／醋1/2大匙〕

作法

1 雞腿肉切成一口大小，在雞肉上揉入A的調味料備用。

2 茄子縱切一半，在皮面用刀劃出細微的切口，浸入水中去除澀味。獅子唐辛子用刀刺入前端，開個小孔備用。

3 在鍋裡混合B，開火加熱煮開一下，放涼備用。蔥切成蔥白絲備用。

4 在1的雞肉上沾上片栗粉，2的茄子擦除水分。在170℃的油中，依序放入獅子唐辛子→茄子→雞肉油炸，炸熟後瀝除油分，立刻放入3的調味汁中醃漬，直接放涼讓它入味。

5 味道融合後盛入容器中，放上3的蔥白絲。

牛肉

牛肉除了蛋白質和油脂外，還含有豐富的鐵質和鋅等礦物質。牛肉的鐵質容易吸收，建議有貧血狀況者可多攝取。不過牛肉中所含的油脂是形成動脈硬化等生活習慣病的原因，注意不可攝取太多。

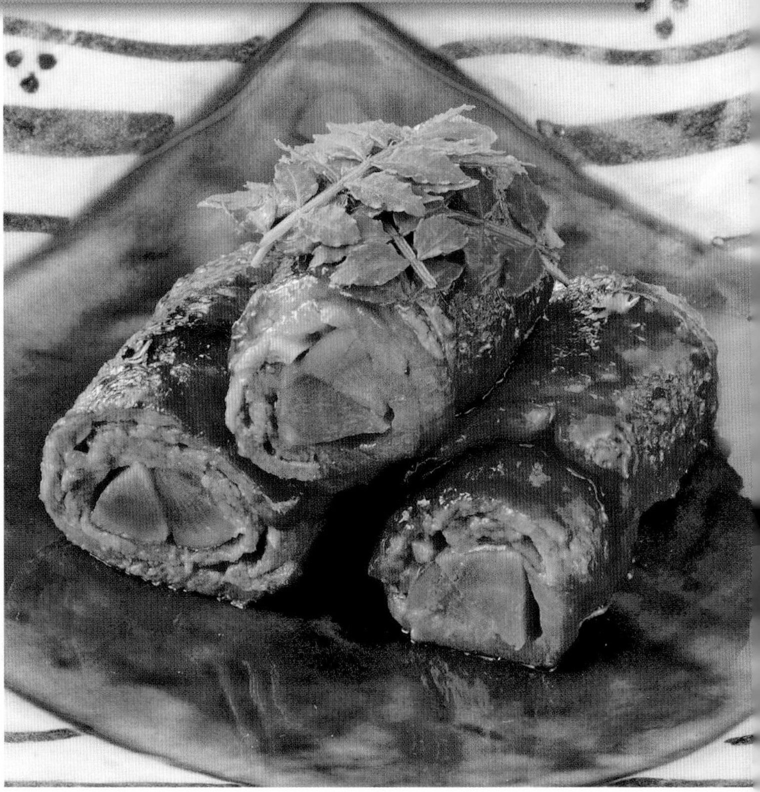

預防糖尿病＆癌症！也適合作為便當菜

牛肉八幡捲

預防癌症　預防糖尿病　整腸作用　滋養強壯　改善虛冷症　預防貧血

材料（4人份）

牛腿肉（切薄片）200g／牛蒡1根／A〔高湯1杯／薄口醬油1大匙／味醂1/2大匙〕／B〔酒、味醂各1/2杯／醬油5大匙／溜醬油5小匙／砂糖15g〕／樹芽、山椒粉各少量

作法

1 牛蒡用鐵刷清洗，切成15cm長，縱切4半，用醋水（分量外）浸泡去除澀味。在鍋裡放入混合的A，煮沸後放入牛蒡，用中火煮到變軟入味。

2 攤開牛肉，放上2根一組的1的牛蒡，從邊端開始捲包牛肉。

3 在平底鍋中加熱少量油（分量外），牛肉捲的捲包終端朝下放入鍋中，將整體煎至有焦色。

4 牛肉熟透後，放入混合好的B調味料，一面如燉煮般，一面讓肉裹上調味料，以呈現漂亮的色澤。

5 切成方便食用的大小，盛入容器中，撒山椒粉，裝飾樹芽。

（譯註：八幡捲為京都八幡市的鄉土料理）

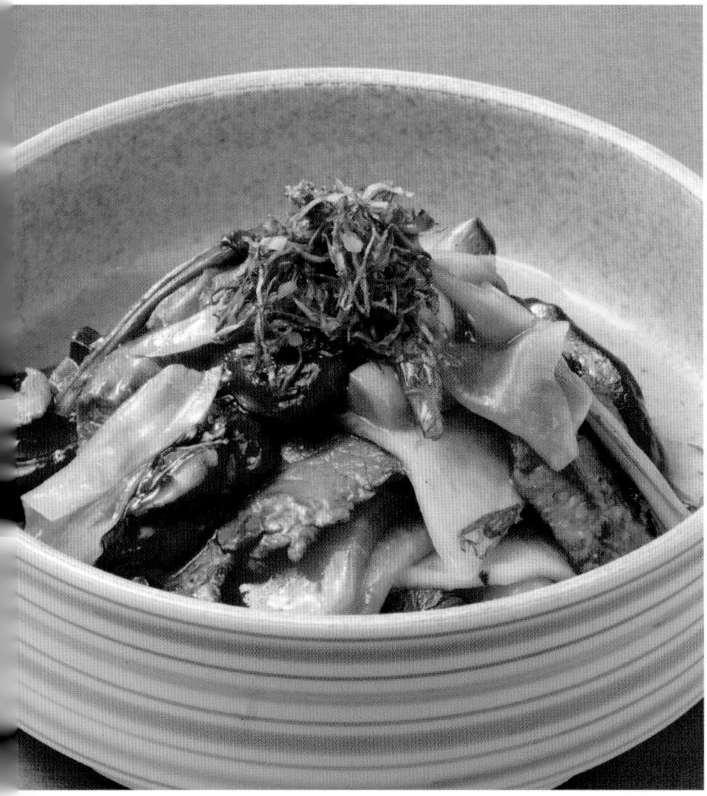

用油酸燃燒脂肪，有助加速新陳代謝

橄欖油炒蕪菁牛肉

預防高血壓　健胃效果　滋養強壯　美膚效果　改善虛冷症　預防貧血

材料（2人份）

牛肉（切塊）50g／蕪菁（小）1個／舞茸30g／新鮮香菇2朵／杏鮑菇30g／橄欖油2大匙／綠紫蘇葉2片／鹽、胡椒各少量／A〔酒、醬油各1大匙／砂糖1小匙〕

作法

1 蕪菁將葉片和果實分切開來。果實切半，再切薄片，葉片切成3cm長。

2 舞茸切除根底，弄散以方便食用。新鮮香菇切半，杏鮑菇切成4cm長，再縱切4等份。

3 綠紫蘇葉切細條，泡水，瀝除水分備用。

4 在平底鍋中加熱橄欖油，放入牛肉炒到肉色變了之後，放入1的蕪菁果實用中火拌炒，再加入2拌炒。

5 蕪菁熟透後，加入蕪菁葉以中火拌炒，加鹽、胡椒、A的調味料調味。盛入容器中，放上3的綠紫蘇葉。

預防精神渙散、強化記憶力！

蛋炒牛肉

滋養強壯　改善虛冷症　預防貧血　整腸作用

材料（4人份）

牛肉（邊肉）200g／舞茸1盒／牛蒡1根／蛋2個／沙拉油適量／A〔砂糖2大匙／高湯3大匙／醬油4大匙／酒2大匙〕／青蔥（斜切）2根份

作法

1 牛肉切成方便食用的大小。舞茸用手撕開。牛蒡洗淨污泥、削薄片，用醋水（分量外）浸泡一下。

2 在平底鍋中倒入沙拉油以中火加熱，放入1的牛蒡炒2～3分鐘後加入牛肉。

3 牛肉炒到半熟程度，加入舞茸和A的砂糖拌炒，再加入剩餘的A的調味料，炒到味道融合。

4 蛋打散，加入3中，大幅度翻炒3～4次熄火，盛入容器中，裝飾上青蔥。

重點筆記

・在步驟3牛肉調味時，先放入砂糖，再放入醬油，是炒出柔嫩牛肉的訣竅。

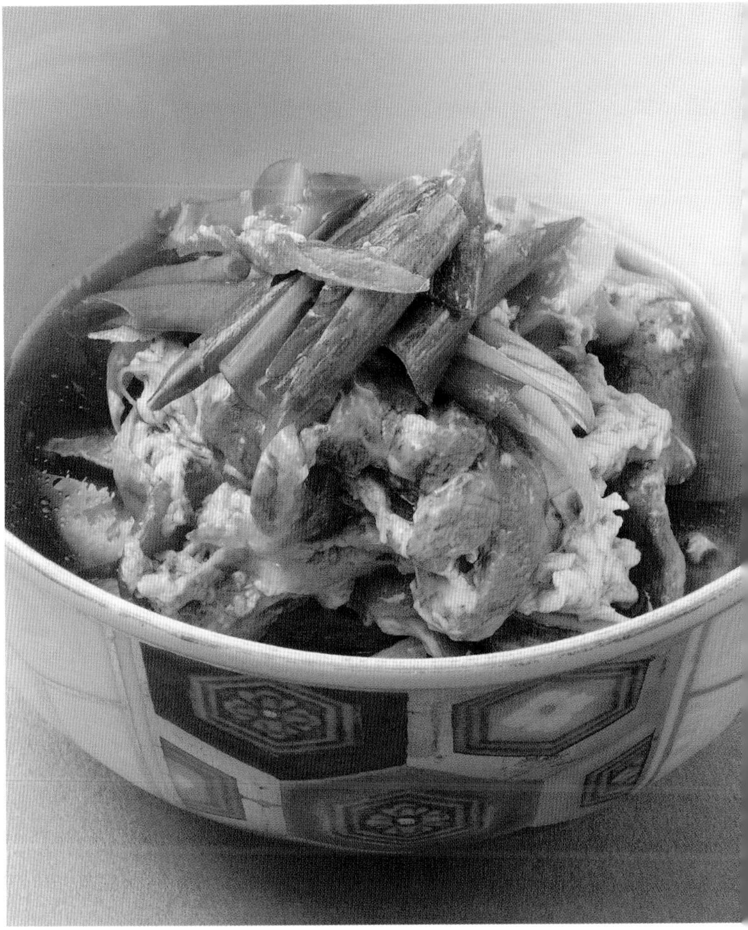

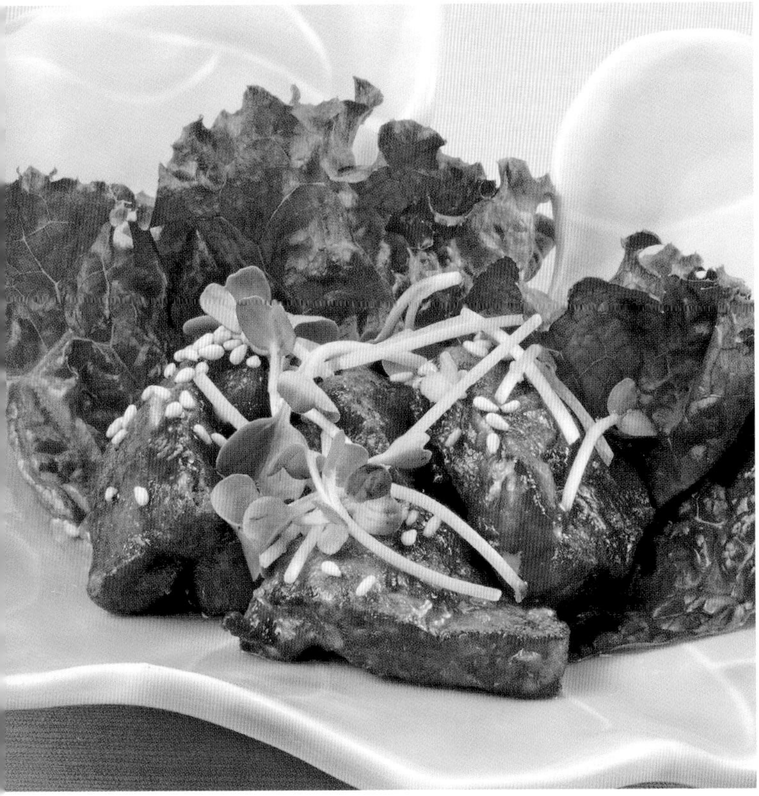

內臟和醋的相乘效果可預防貧血

清炸牛肝佐糖醋芡汁

消除疲勞　促進食欲　滋養強壯　改善虛冷症　預防貧血

材料（2人份）

牛肝60g／鮮奶適量／鹽、胡椒各少量／片栗粉適量／炸油適量／A〔高湯1/4杯／醬油、醋各1大匙／砂糖2大匙〕／片栗粉汁適量／炒芝麻少量　紅葉苗苣、蘿蔔嬰各適量

作法

1 牛肝事先處理好清理乾淨，切成方便食用的大小，用水洗淨，擦除水分。

2 將1放入鮮奶中約浸泡20分鐘，以去除腥臭味，擦乾鮮奶。

3 在2的牛肝上撒上鹽和胡椒，沾上片栗粉，以170℃的油油炸到有淺淺的焦色。

4 製作糖醋芡汁。在鍋裡混合A，開中火加熱，煮沸後倒入片栗粉汁勾芡。

5 在容器中鋪入紅葉苗苣，盛上3，再淋上4。撒上炒芝麻， 裝飾上蘿蔔嬰。

用餐時從湯品開始

有助均衡飲食的「菜湯、濃湯和鍋料理」的食譜

具有防止吃太快、吃太多的效果

在餐桌上加入菜料豐富的菜湯或濃湯，除了能攝取不亞於配菜的營養外，在用餐一開始喝些熱湯，不但能暖腸胃，還具有**避免吃太快、吃太多的效果**。

特別是日本傳統料理味噌湯，具有排除體內毒物和老舊廢物，清理腸內環境等許多出色的功效。雖然鹽分稍嫌略多，但用**高湯加以稀釋**使味道變淡也很美味。

味噌湯也可以和白蘿蔔、馬鈴薯、海帶芽等海藻類及蘑菇類等，這些富含能排出**體內多餘鹽分（鈉）的鉀的食材組合**。

利用湯品讓餐點變美味讓身體變健康

建議菜湯、濃湯或火鍋料理的菜料，使用當令的季節蔬菜或食材，這樣**不但有益身體健康**，營養價值也更高。

尤其是火鍋料理的食材若很多樣化，一鍋就能攝取到足量的蔬菜和多種食材的營養，除了很健康外，最後剩下的湯底，加入飯或麵條，還能讓人感到十分飽足。

菜湯、濃湯和火鍋，不論是和風、西風或中華風，在高湯種類和菜料上多花點工夫，就能為**每天的餐桌帶來不同的變化與樂趣**。

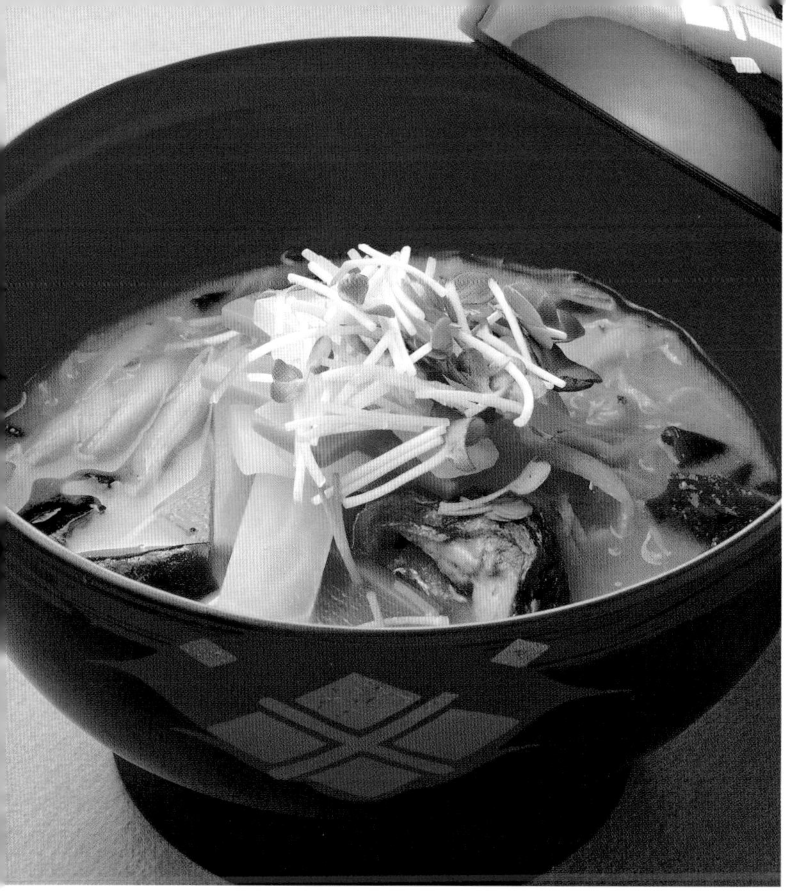

以每天的味噌湯預防高血壓

烤青花海帶芽味噌汁

預防癌症　預防高血壓　血液清暢效果　降低膽固醇　預防失智症　整腸作用

材料（2人份）

青花魚1尾／海帶芽（乾的）10g／白蘿蔔、胡蘿蔔、牛蒡各30g／水4杯／田舍味噌50g／和風高湯粉（顆粒）1大匙／醬油、味醂各少量／蘿蔔嬰1/2盒

作法

1 青花魚分切3片，剔除中骨撒上鹽，用燒烤爐燒烤，切成一口大小。

2 胡蘿蔔和白蘿蔔分別去皮，切短條。牛蒡洗淨削薄片，放入醋水（分量外）中去除澀味，取出汆燙一下。海帶芽用水泡軟備用。

3 在鍋裡放入2的蔬菜、海帶芽和1的青花魚，加入水、田舍味噌、和風高湯粉，以中火加熱。煮沸後，用醬油和味醂調味後立即熄火。

4 將3盛入容器中，再散放上蘿蔔嬰 。

預防老化讓身體由內暖和起來

酒糟煮鹹鮭魚

預防癌症　整腸作用　美膚效果　防止老化　促進血液循環

材料（4人份）

鹹鮭魚（魚塊各20g）8片／白蘿蔔1/4根／胡蘿蔔1/2根／蒟蒻1/2片／牛蒡（小）1根／芋頭4個／蔥2根／新鮮香菇4朵／水6杯／A〔酒糟150g／味醂3大匙／酒3大匙〕／鹽1小撮／薄口醬油少量／青蔥少量

作法

1 白蘿蔔、胡蘿蔔、牛蒡和蒟蒻，分別整齊切成3～4cm長的短條。芋頭去皮，切成方便食用的大小。蔥切成3～4cm長，香菇切除根底切薄片。青蔥切蔥花，用水泡一下，瀝除水分備用。

2 白蘿蔔和胡蘿蔔汆燙成略硬的口感，牛蒡用醋水（分量外）汆燙一下備用。芋頭、蒟蒻分別用水汆燙。

3 將足量的水煮沸，放入白蘿蔔、胡蘿蔔、牛蒡、蒟蒻和香菇，中火加熱。煮沸後加鹹鮭魚、芋頭和A，以小火燉煮。

4 鮭魚熟透後，加入蔥，用鹽和薄口醬油調味，一煮沸即盛入容器中，最後裝飾上青蔥。

重點筆記

・味噌和酒糟的比例隨個人喜好調整。改變配方，味道也會改變。酒糟能夠暖身，適合寒冷季節食用。

・使用料理用剩的蔬菜就行，也可活用手邊現有的蔬菜。

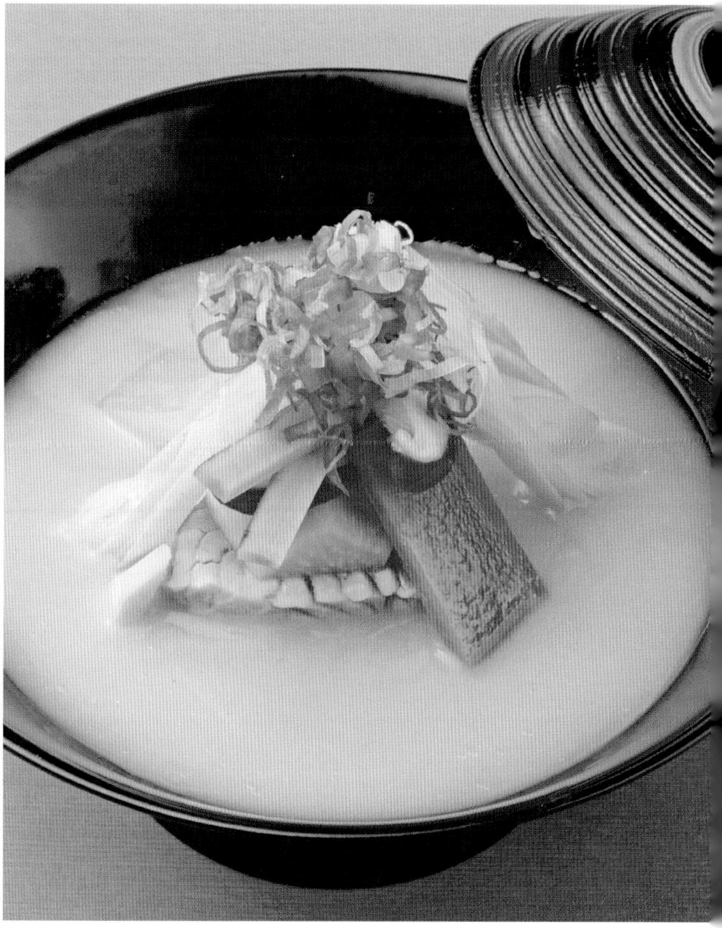

著名的食材組合製成小火鍋

蔥鮪鍋

預防高血壓　血液清暢效果　降低膽固醇　預防感冒　促進血液循環

材料（1人份）

鮪魚（切塊）50g／蔥1/2根／青蔥1/2根／A〔高湯130ml／酒2小匙／薄口醬油2小匙／味醂2小匙〕／柚子皮絲少量

作法

1 鮪魚切得稍厚。蔥切成3cm長，用燒烤爐燒烤。青蔥切成3cm長備用。

2 在小鍋裡放入A的所有材料加熱，加入1的鮪魚、蔥和青蔥，最後裝飾上柚子皮，邊煮邊享用。

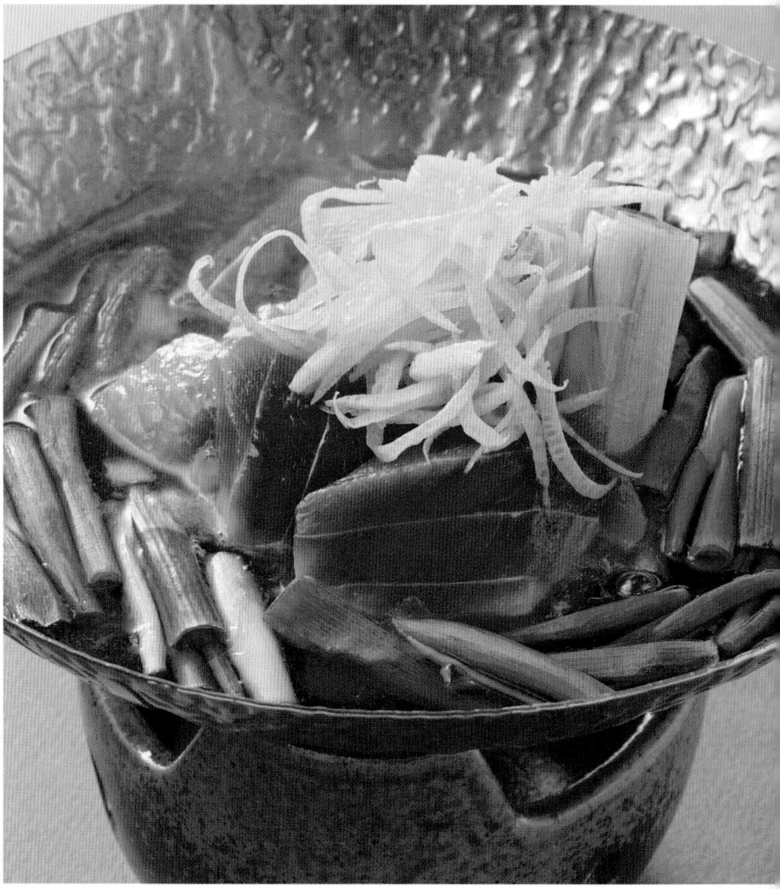

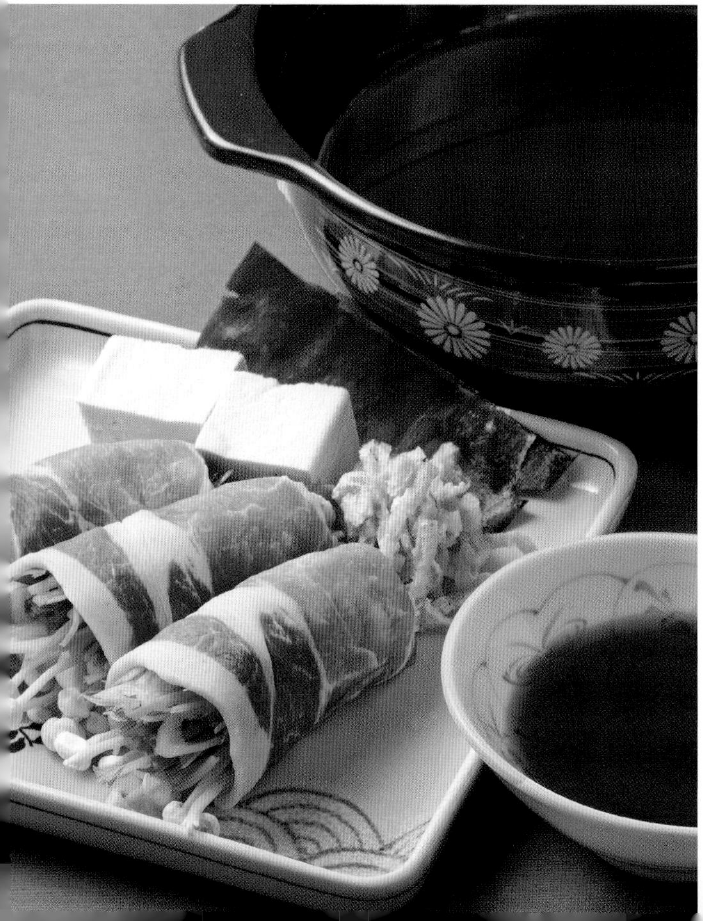

這個方便鍋中充滿活力朝氣不可少的營養

胡蘿蔔豬肉Harihari鍋

消除疲勞　預防感冒　提升免疫力　美膚效果

材料（1人份）

豬里肌肉（涮肉用）90g／胡蘿蔔1/2根／水菜1/4把／蔥1/4根／金針菇1/4袋／油豆腐1/2片／木棉豆腐適量／昆布適量／生薑醬油*適量

作法

1 胡蘿蔔去皮，切絲6cm長。水菜也切成6cm長。蔥斜切，金針菇切除根底，弄散備用。

2 油豆腐切碎淋熱水，去除油分。豆腐切成方便食用的大小。

3 豬肉攤開，放上1的胡蘿蔔、水菜、蔥和金針菇，用豬肉捲起。

4 在鍋裡放入水（分量外）和昆布，開火加熱，煮沸後取出昆布，放入2的油豆腐和豆腐燉煮，以涮涮鍋的方式快煮3，食用時佐配生薑醬油。

重點筆記
・生薑醬油的作法，是在醬油中加入適量的薑泥。

（譯註：Harihari鍋為日本關西著名料理，以鯨魚肉和水菜製作的火鍋料理。）

利用黏稠力降低膽固醇！

牡蠣山麻土手鍋

預防高血壓 消除疲勞 滋養強壯 預防貧血

材料（2人份）

牡蠣（加熱用）150g／白蘿蔔泥適量／山麻（Corchorus olitorius L.）1把／杏鮑菇1根／A〔高湯180ml／味醂2大匙／薄口醬油2小匙／白味噌30g／紅味噌30g／酒糟15g〕

作法

1 牡蠣沾上白蘿蔔泥，再用水清洗。

2 山麻水洗後，切成5cm長。杏鮑菇縱切4半。

3 在鍋裡放入A的所有調味料，用中火一面加熱，一面混合，製作土手鍋味噌。

4 在砂鍋中放入3的味噌，加入1和2以中火加熱，熟透後即可食用。

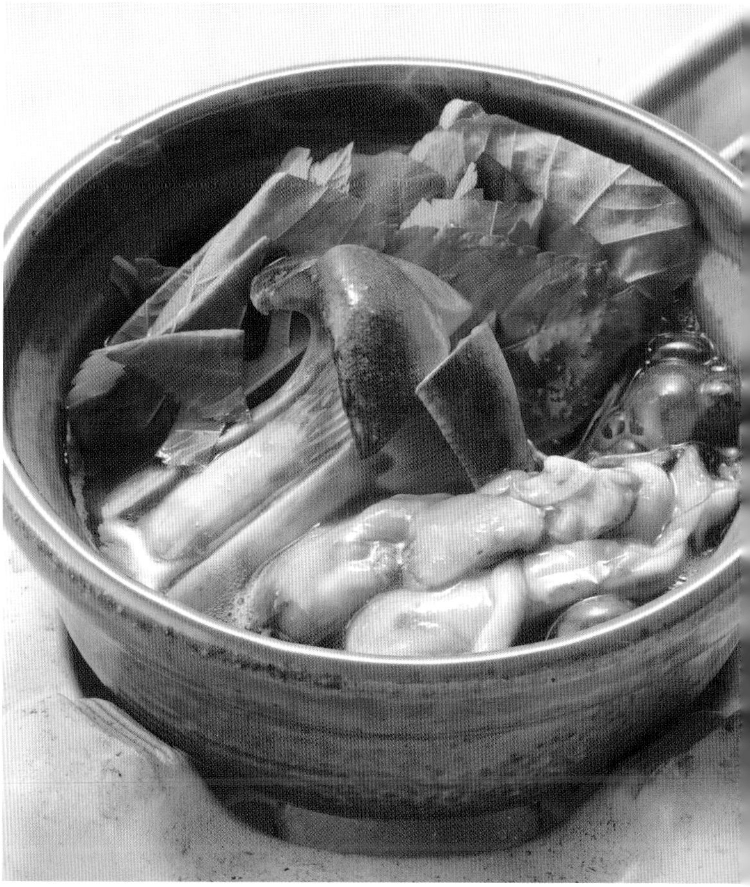

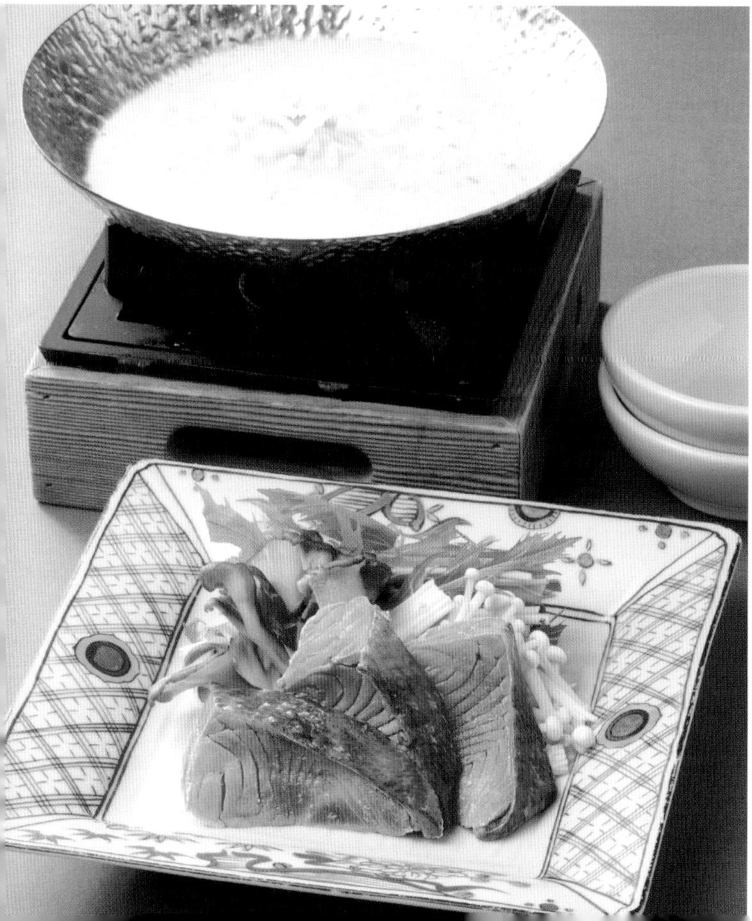

有效攝取鈣質、減輕壓力

鮭魚蔬菜起司鍋

健胃效果 預防骨質疏鬆 防止老化 促進血液循環

材料（2人份）

生鮭魚魚片2片（1片100g）／水菜1/2把／舞茸1/2盒／金針菇1/2袋／A〔高湯180ml／白味噌18g／薄口醬油1小匙／味醂少量〕／奶油起司10g／披薩用起司少量

作法

1 鮭魚魚片若有魚骨的話剔除，稍微汆燙一下，切成方便食用的大小。水菜、舞茸和金針菇切成方便食用的大小。

2 在盤中盛入1和2備用。

3 在鍋裡混合A煮沸，加入融化的奶油起司後，在小鍋中倒入3，加入披薩用起司。一面加熱一面加入2，邊煮邊食用。

缺乏鐵質＆疲勞時最適合食用

牡蠣菠菜奶油濃湯

預防高血壓　滋養強壯　預防骨質疏鬆　預防貧血

材料（4人份）

牡蠣（加熱用）250g／酒3大匙／鹽、胡椒各少量／菠菜120g／培根40g／洋蔥（切薄片）100g／雞骨高湯（p.67）1和1/2杯／鮮奶2又1/2杯／奶油2又1/2大匙／麵粉2又1/2大匙

作法

1 菠菜汆燙一下，泡冷水，擠乾水分切成5cm長。

2 培根切成2cm寬。

3 牡蠣用水充分洗淨去除污物，放入鍋中，加鹽、胡椒後再加酒。加蓋以中火燜煮2～3分鐘。

4 在別的鍋裡融化奶油，加入洋蔥和2的培根，以中火拌炒，撒入麵粉。轉小火約炒2分鐘，加入雞骨高湯。

5 在4中加入鮮奶，以小火煮到稍微濃稠。

6 在5中加入1和3，牡蠣熟透後，加鹽和胡椒調味。

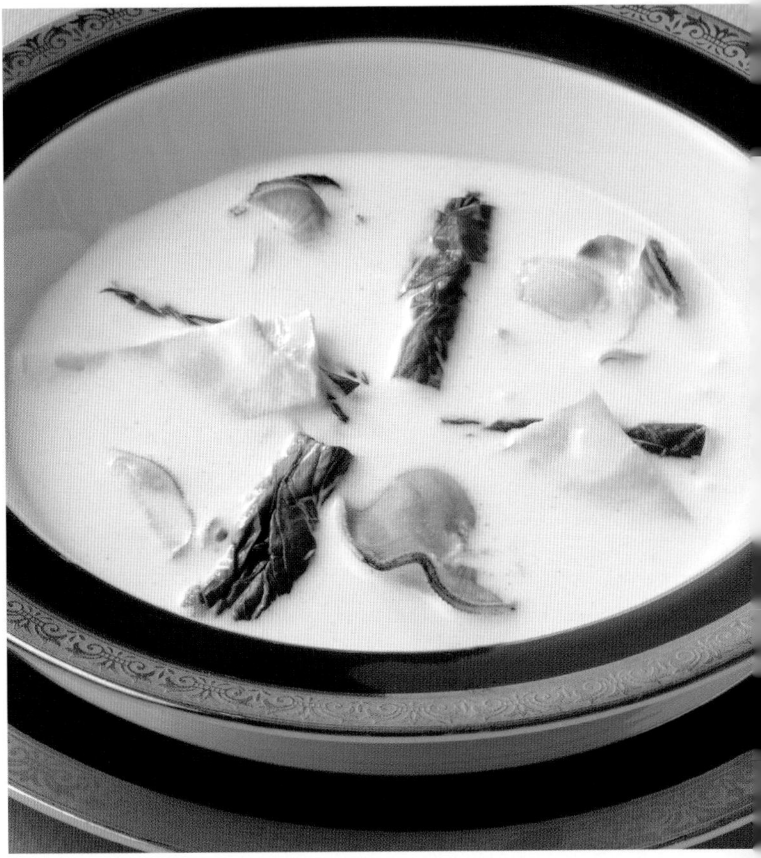

運用兩種發酵食品的溫潤燉煮料理

和風包心菜
起司味噌燉菜

健胃效果　預防骨質疏鬆　促進血液循環

材料（2人份）

包心菜100g／雞腿肉100g／胡蘿蔔、綠花椰菜、洋蔥各40g／A〔奶油起司10g／白味噌30g／高湯、鮮奶各180ml／薄口醬油1小匙／味醂1小匙／鹽少量〕／調水葛粉汁（葛粉1小匙＋水1小匙）

作法

1 雞腿肉切成一口大小，用熱水汆燙讓外表變熟。

2 胡蘿蔔隨意切塊汆燙一下。綠花椰菜切成一口大小汆燙一下。洋蔥切月牙形，包心菜切大片。

3 在鍋裡放入混合的A材料，加入1的雞肉、2的胡蘿蔔、洋蔥和包心菜，以中火燉煮。

4 味道融合後，用調水的葛粉汁勾芡，盛入容器中，放上2的綠花椰菜。

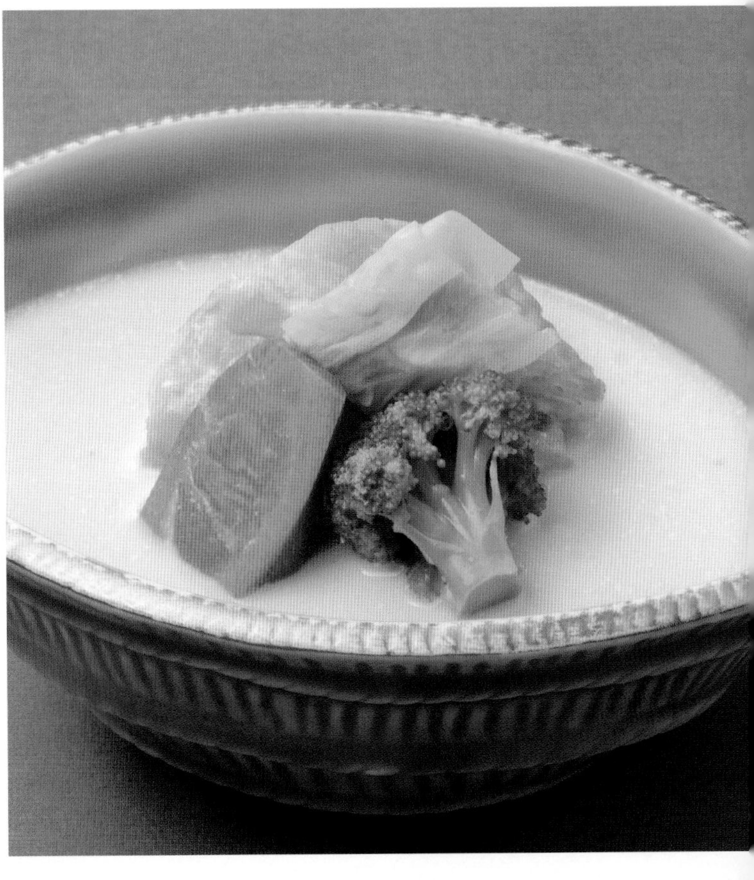

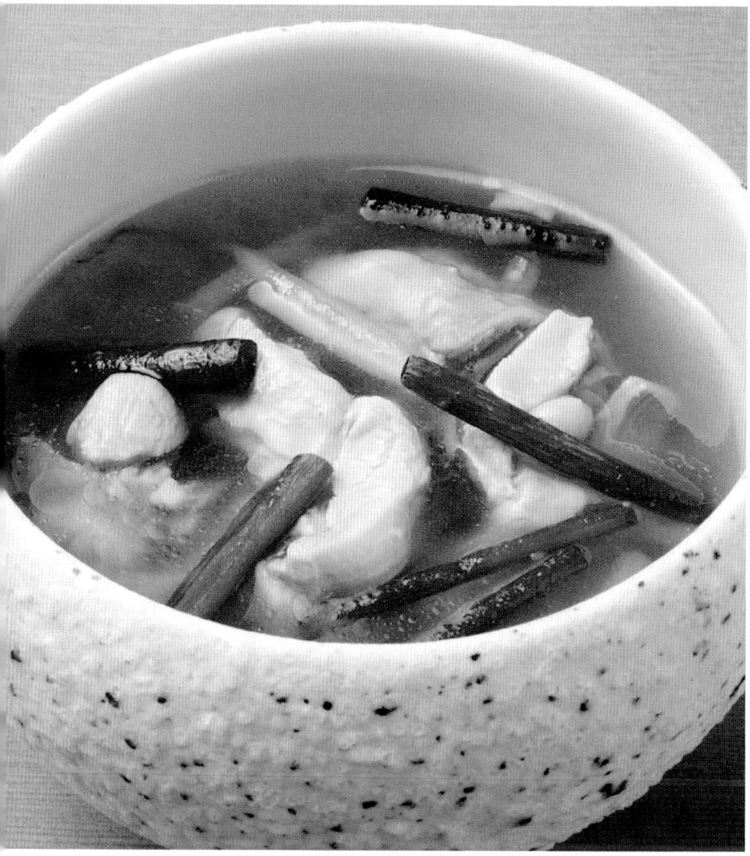

作法簡單的美膚湯品

和風豆芽雞湯

降低膽固醇　強化肝功能　滋養強壯　美膚效果　預防肌膚粗糙

材料（4人份）

綠豆芽1袋／雞胸肉1片／高湯4杯／薄口醬油少量／鹽少量／調水的葛粉汁適量／青蔥（切成3～4cm長）1/2根份／麻油少量

作法

1 綠豆芽用水充分洗淨。

2 在盛著剛煮沸熱水的鋼盆中放入雞肉，蓋上保鮮膜。用毛巾包裹後直接放涼，取出後用手撕開雞肉。

3 在鍋裡放入綠豆芽，加入高湯以大火加熱，加薄口醬油和鹽調味，加入2的雞肉。

4 3煮沸後，加葛粉汁（或片栗粉汁）勾芡，加入青蔥後熄火，滴入麻油，盛入容器中。

重點筆記

・調水的葛粉汁，是以等比例的葛粉和水調和而成。也可使用片栗粉。

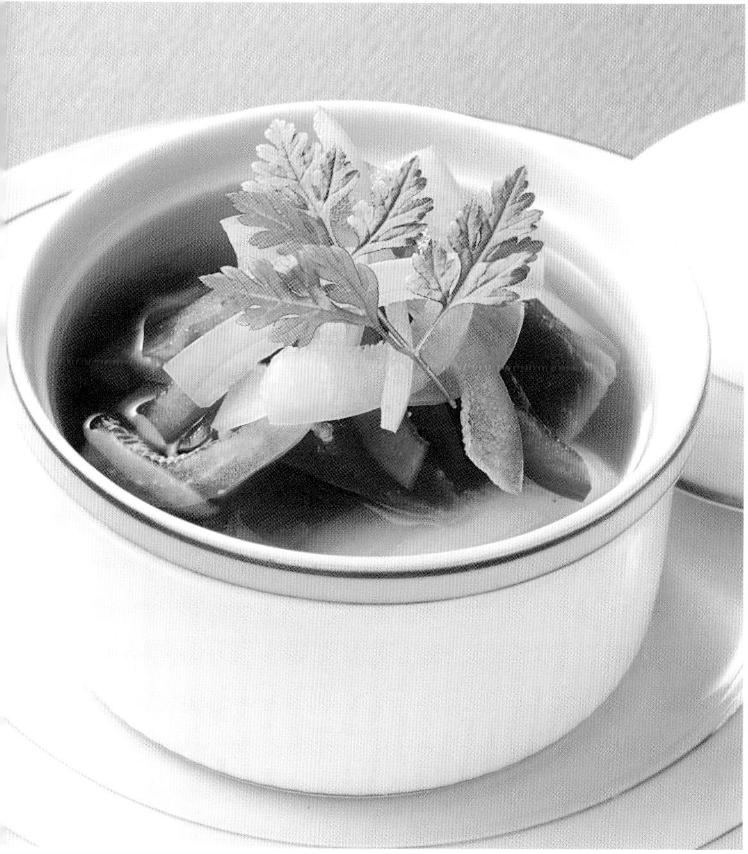

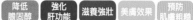

使血液清暢！分量十足也饒富魅力

鮪魚洋蔥湯

預防高血壓　血液清暢效果　降低膽固醇　消除疲勞　預防失智症

材料（1人份）

鮪魚（切片）50g／鹽1小撮／胡椒少量／洋蔥1/2個／雞骨高湯*180ml／彩色甜椒適量／沙拉油適量／山蘿蔔少量

作法

1 鮪魚用刀切除硬筋，撒鹽和胡椒。

2 在平底鍋中加熱沙拉油，以中火將1的表面煎至泛白，切成一口大小。

3 洋蔥切厚片放在烤盤上，以加熱至200℃的烤箱（或燒烤爐）餘溫烤2～3分鐘。

4 彩色甜椒（紅、黃分量視個人喜好）縱切細條，汆燙一下備用。

5 在鍋裡加入雞骨高湯加熱，加入3的洋蔥。煮沸後加入2的鮪魚，立刻熄火。盛入容器中，放上大量4的彩色甜椒，裝飾上山蘿蔔。

重點筆記

・雞骨高湯是使用市售的高湯粉用水溶解，再調整成最佳風味。

專題③

提升料理風味的「高湯」

在和食中，「高湯」可說是料理基底的重要元素。這裡將介紹在本書登場的主要「高湯」。

基本高湯

一般在和食中所說的「高湯」，是指以昆布和柴魚熬製而成。

●**材料**／昆布20g、柴魚30g、水1ℓ

●**作法**／在鍋裡放入昆布和水，浸泡2、3個小時後，以中火加熱，煮到昆布上附有小氣泡後撈出，熄火，放入柴魚靜置。等柴魚沉下之後，撈除浮沫，用布過濾。

昆布高湯

這是萃取昆布鮮味成分，風味清爽的高湯。主要用來燉煮蔬菜，或作為海鮮鍋底的高湯，像作為素食料理用的清湯等，希望呈現食材的原味時也常使用。

●**材料**／昆布10cm正方1片、水1ℓ

●**作法**／昆布泡水20分鐘，開火加熱煮至快沸騰前撈出。

魚乾高湯

魚乾風味高湯的風味樸素。常作為味噌湯、燉煮蔬菜或麵類的高湯。

●**材料**／小魚乾40g、昆布15g、酒1/4杯、水1ℓ

●**作法**／小魚乾去除魚頭和內臟，和昆布、水一起放入鍋中靜置一晚。隔天加酒，以小火加熱，煮沸後熄火，撈除浮沫，用布過濾。

香菇高湯

它是主要用於素食料理中的高湯。其香味和色澤較濃郁，很少單獨使用，一般會加入其他高湯中，補充其鮮味與風味。

●**材料**／乾香菇15g、昆布15g、水1ℓ

●**作法**／乾香菇和昆布一起泡水一晚，以萃取出鮮味。過濾後使用。

八方高湯

「八方高湯」是高湯＋醬油＋味醂＋酒混合成的和風基本調味料。其名稱的由來是指它能運用在「四面八方」各式各樣的料理中。

●**八方高湯的配方**／材料比例為高湯8：醬油1：味醂0.8：酒0.2，再加少量鹽調味。它適合用於麵露、濃味燉煮料理中。高湯的比例中，約有六成為柴魚高湯，四成為魚煮高湯等，改變配方，就能廣泛應用在各種用途上，十分的方便。

希望呈現食材的原味和色澤時，一般使用「淡味八方高湯」。

●**淡味八方高湯的配方**／和八方高湯的配方相同，只是將醬油改為薄口醬油。

此外，若不想讓料理增色時，例如汆燙蔬菜等時，最好使用在高湯中加鹽、味醂和酒調味的「白八方高湯」。

●**白八方高湯的配方**／高湯8杯：鹽2小匙：味醂0.8杯：酒0.2

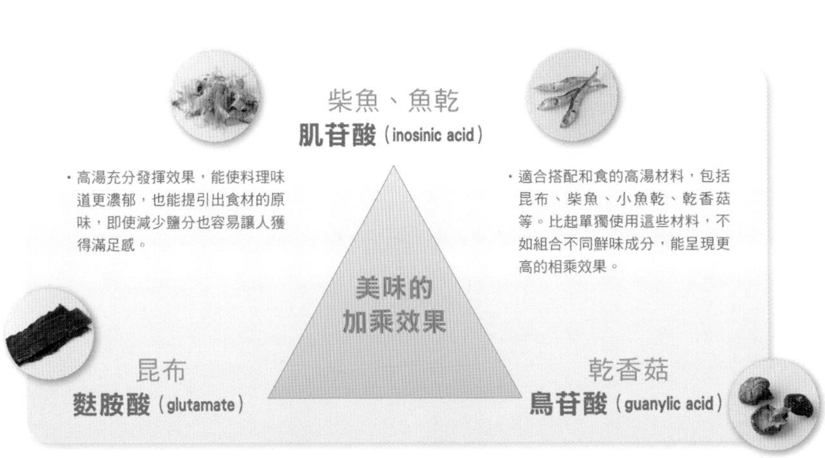

柴魚、魚乾
肌苷酸（inosinic acid）
・高湯充分發揮效果，能使料理味道更濃郁，也能提引出食材的原味，即使減少鹽分也容易讓人獲得滿足感。
・適合搭配和食的高湯材料，包括昆布、柴魚、小魚乾、乾香菇等。比起單獨使用這些材料，不如組合不同鮮味成分，能呈現更高的相乘效果。
美味的
加乘效果
昆布
麩胺酸（glutamate）
乾香菇
鳥苷酸（guanylic acid）

第3章

飲食保健！以不生病為目標的「和食」食譜

自己的身體靠自己改變

對改善體質、症狀有效的食譜

人如其食

說到體質，我想許多人都認為那是天生的，但是透過後天的努力自己也能改善體質。前者因遺傳無法改變，但後者是透過生活習慣和環境，自己能夠作主，只要有心自己就能改變。

有句英語俗諺道：「人如其食（You are what you eat）」，誠如此諺語所說，吃進的食物品質能左右了那人的體質好壞，一點也不為過。而且人的體質千差萬別。對某人來說有益的食物，換不同的人可能變得有害。即使相同的人，因不同的季節或當時的身體狀態，體質也會有所變化。

食物是自然保健品

可能有很多人總覺得自己很容易累，健康狀況不佳。這時，過度飲用保健飲料或營養保健食品並非根本解決之道。比起服用保健品，重新審視自己的飲食更為重要。大自然恩賜的食物，不僅對我們的身體負擔少，也是含有有效成分的天然藥品。

雖說如此，但若期待食物能立即生效，抱持「吃這個對○○有好處」、「對○○有效」等想法，這種態度要不得。長時間形成的體質，不可能因一次飲食而有改變，腳踏實地用心實踐營養均衡的優質飲食生活，才是改變體質的最佳方法。

消除疲勞 滋養強壯

身體長期出現倦懶、疲勞的症狀時，就必需補充營養。這時候請注意均衡攝取能活化優良蛋白質、碳水化合物和卡路里代謝的維生素和礦物質。

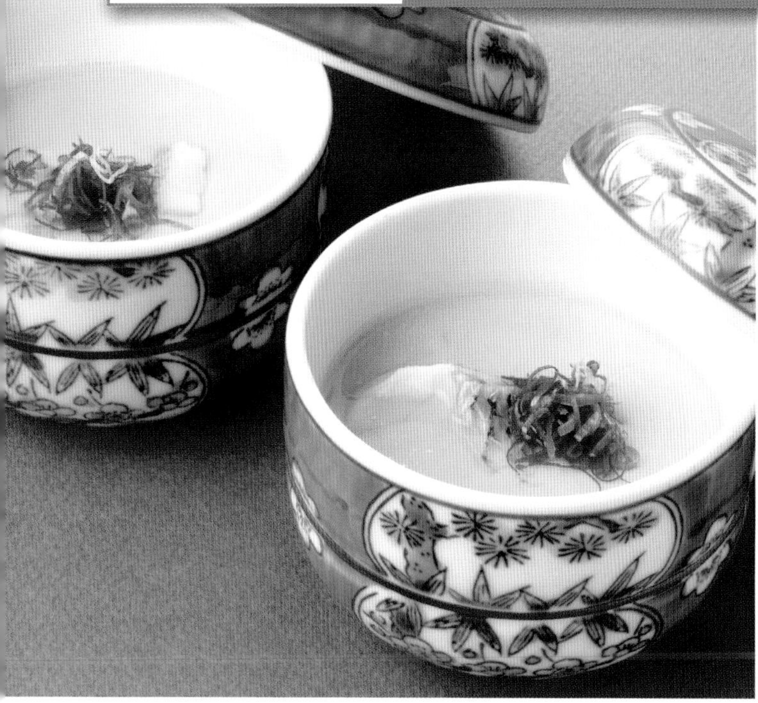

充分滋養身體、溫和又美味

鯛魚茶碗蒸 〔蛋白質〕

材料（4人份）

鯛魚（魚塊）160g／蛋4個／A〔高湯1又1/2杯／味醂3大匙／鹽1小匙／薄口醬油1小匙〕／青蔥（切蔥花）1根份

作法

1 鯛魚分切成8等份，撒鹽放置20分鐘備用。

2 將1用熱水汆燙後再泡冷水，擦乾水分。

3 在鋼盆中將蛋打散，加入A的所有材料混合。

4 在容器中加入2和3，放入冒蒸氣的蒸鍋中約蒸15～20分鐘。用竹籤刺入，從中流出透明湯汁的話，表示已完成。若沒有，轉小火再約蒸3分鐘，再次確認。

5 在蒸好的4上，撒上青蔥。

正如其名是能讓人產生精力的料理

活力饅頭 〔牛磺酸〕〔碳水化合物〕

材料（4人份）

長方塊年糕4個／蝦4尾／去殼銀杏8個／新鮮香菇1朵／炸油適量／A〔高湯1杯／醬油、薄口醬油各1大匙／味醂2大匙〕／柚子皮絲、彩色甜椒切條（紅、綠）各少量

作法

1 蝦子去殼，剔除背腸，用水洗淨，迅速用熱水燙一下，讓外表變熟，長度切半。

2 銀杏汆燙一下。新鮮香菇切1/4半汆燙後備用。

3 年糕過水，排放在耐熱盤中蓋上保鮮膜，用微波爐加熱至變軟。

4 相對於3的一個年糕，在正中央放上1尾份1的蝦、2個2的銀杏、1/4朵新鮮香菇，如包裹般用年糕包成團。將年糕放入170℃的油中炸成金黃色。

5 在鍋裡放入A的所有材料煮開一下。

6 將4盛入容器中，倒入5，放上柚皮絲，裝飾上彩色甜椒。

重點筆記
・加入白蘿蔔泥也很美味。

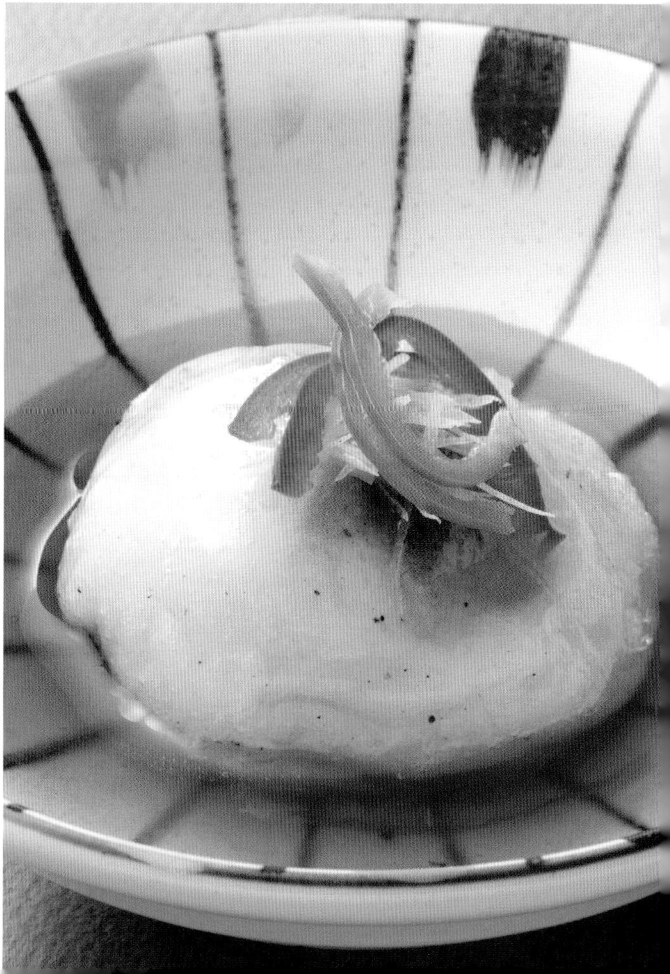

豬肉的維生素B_1和綠豆芽的B群能消除疲勞

豆芽豬肉煎蛋捲

〔維生素C〕〔維生素B群〕

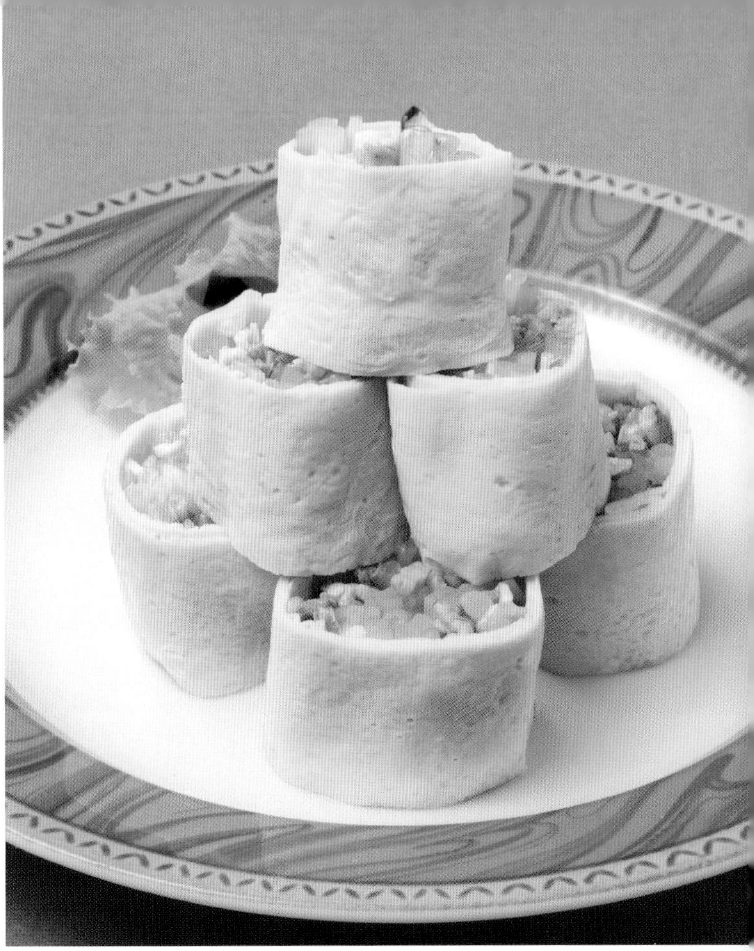

材料（2人份）

綠豆芽1袋／四季豆6根／新鮮香菇2朵／豬五花肉2片／沙拉油少量／A〔鹽、胡椒、醬油各少量〕／蛋2個／鮮奶油2大匙／奶油1塊（5g）／萵苣1/2片

作法

1 綠豆芽用水清洗。四季豆斜切，新鮮香菇剔除硬蒂切薄片。豬肉切細條。

2 在平底鍋中加入沙拉油，以中火加熱，加入1所有材料混合拌炒，加A調味迅速拌炒一下，盛入鋼盆中。

3 在別的鋼盆中打入蛋，加入鮮奶油充分混合製成蛋汁。

4 在平底鍋中融化奶油，倒入3的蛋汁，煎至半熟後橫向放上2的材料，捲包起來煎熟。分切後，盛入鋪有萵苣的容器中。

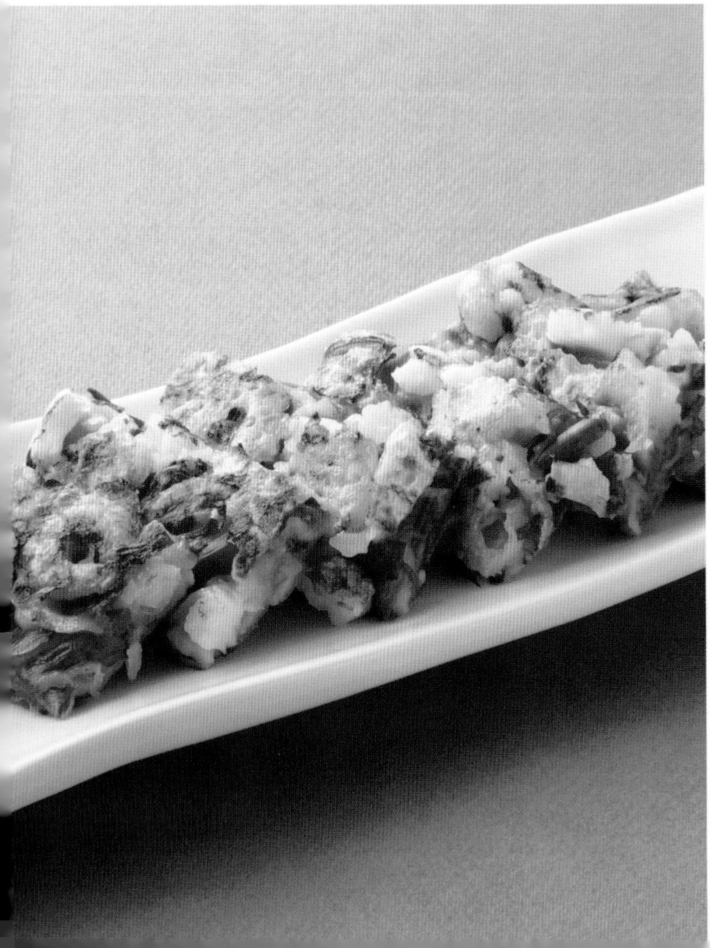

能消除疲勞，增強體力效果也值得期待

海鮮煎餅

〔牛磺酸〕

材料（4人份）

蛤仔（肉）30g／烏賊（生魚片用、切碎）40g／蝦仁8尾／韭菜1/2把／麻油1大匙／A〔麵粉、糯米粉各125g／水2又1/4杯〕／B〔薄口醬油2大匙／醋1大匙／辣椒粉、白芝麻各少量〕

作法

1 在鋼盆中混合A的材料，混合到沒有粉末製成麵糊。

2 在1中加入烏賊、蝦仁和蛤仔肉混合。

3 在平底鍋中加熱麻油，倒入3的麵糊薄薄的攤開，整體放上韭菜，以中火煎至兩面呈焦黃色。

4 將B的所有調味料混合，一面淋在煎餅上，一面食用。

重點筆記
・也可以使用容易購買的上新粉取代糯米粉。

提升免疫力・預防感冒

為了提高免疫力，預防感冒，重要的是先以維生素A強化黏膜，防止病毒入侵。維生素C也具有強化免疫力，增進對病毒抵抗力的作用。

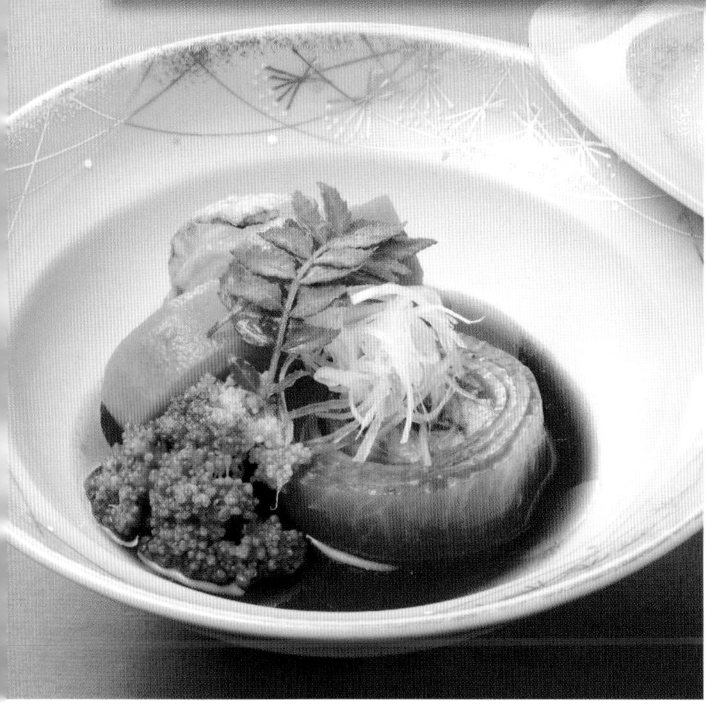

以豐富維生素和辣味成分提升免疫力

辣煮南瓜紅白蘿蔔洋蔥沙丁魚

〔維生素C〕〔β-胡蘿蔔素〕

材料（1人份）

沙丁魚1尾／南瓜150g／胡蘿蔔、白蘿蔔各50g／洋蔥（小）1個／大蒜（切末）1瓣份／沙拉油3大匙／紅辣椒1條／麵粉適量／雞肉高湯*1杯／胡椒、鹽各少量／檸檬汁少量

作法

1 南瓜切月牙片，胡蘿蔔隨意切塊，紅辣椒剔除種子。

2 沙丁魚剔除魚鱗和魚頭，去除內臟，用手劃開用水洗淨，徹底擦乾水分，切短條。

3 洋蔥去薄皮，切除上下兩端，去除內芯塞入2的沙丁魚，在表面沾上麵粉。

4 在平底鍋中倒入半量沙拉油加熱，加入大蒜和紅辣椒，炒香後加入1的蔬菜，用中火拌炒。

5 加入3已塞入沙丁魚的洋蔥，整體煎到稍微有焦色，加入高湯煮至變軟。加鹽和胡椒調味，煮到湯汁幾乎收乾，起鍋前淋上檸檬汁。

重點筆記
・雞肉高湯是使用市售的高湯粉加水調勻。

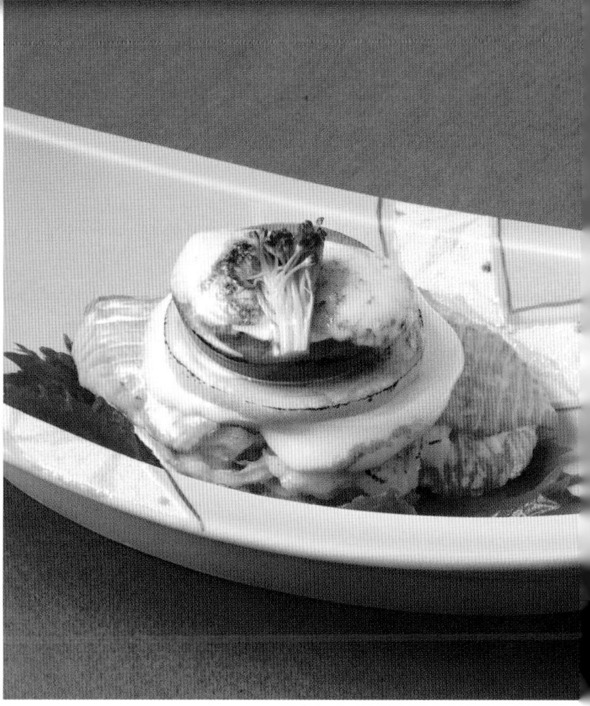

美味又能預防感冒！也適合招待賓客。

烤鮭魚馬鈴薯沙拉

〔維生素C〕〔維生素A〕〔β-胡蘿蔔素〕

材料（4人份）

鮭魚（魚塊1片40g）8片／馬鈴薯1個／洋蔥1/4個／胡蘿蔔30g／美乃滋2大匙／鹽、胡椒各1/2小匙／檸檬（切薄片）4片／水果番茄（切薄片）4片／奶油適量／蘿蔔嬰少量／綠紫蘇葉適量

作法

1 鮭魚斜切薄片，撒鹽放置20分鐘後，用水清洗。

2 馬鈴薯連皮水煮，煮到竹籤能刺穿後取出，去皮，趁熱碾碎。

3 洋蔥切薄片，用1小撮鹽（分量外）揉一下，充分擠乾水分。

4 胡蘿蔔切扇形薄片。

5 混合2、3、4，加美乃滋、鹽和胡椒調味製成馬鈴薯沙拉。

6 將5分成4等份，用2片鮭魚夾住，放入180℃的烤箱中烤15分鐘。

7 在6上依序放上檸檬、番茄和奶油，用烤箱將表面稍微烤焦。盛入已鋪了綠紫蘇葉的容器中，最後裝飾上蘿蔔嬰。

因應夏季倦懶疲乏

夏季炎熱只想吃爽口的食物，可能造成營養不足讓人變得倦懶疲乏。請均衡攝取醣類、蛋白質、維生素和礦物質。此外善用酸味也有消除疲勞、增進食欲的效果。

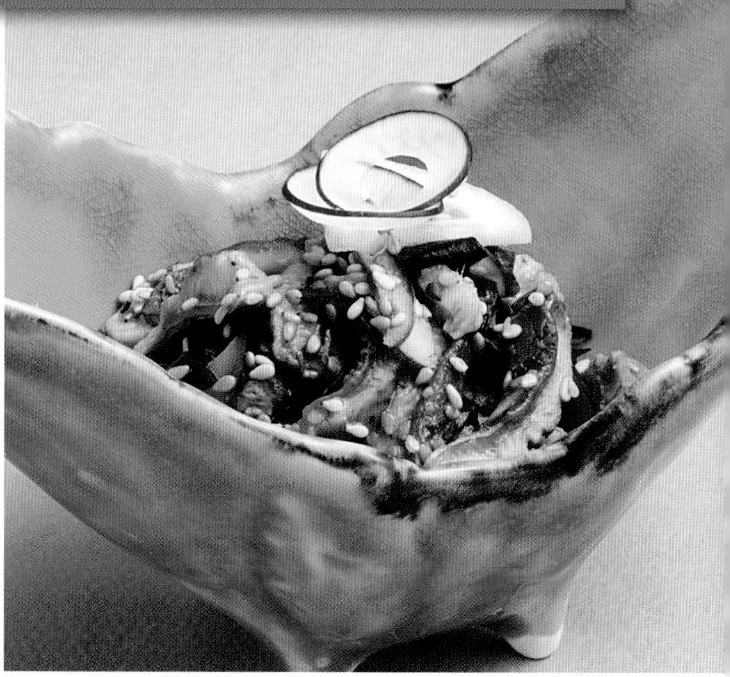

蛋白質、維生素含量豐富，
是因應夏季疲乏的定番料理

醋拌鰻魚

〔維生素B1〕〔蛋白質〕〔檸檬酸〕〔維生素C〕

材料（2人份）

蒲燒鰻50g／小黃瓜1/2條／海帶芽（乾的）少量／土佐醋（P.77）適量／炒芝麻少量／檸檬、櫻桃蘿蔔各少量

作法

1 蒲燒鰻切成5mm寬。

2 小黃瓜縱切一半，去除種子切薄片，泡鹽水（分量外）直到變軟。海帶芽泡水回軟，用熱水汆燙一下。

3 充分擰乾2的水分，淋上少量土佐醋，瀝除水分。

4 在鋼盆中放入1、3和芝麻混合，加入土佐醋調拌均勻。盛入容器中，裝飾上檸檬和櫻桃蘿蔔。

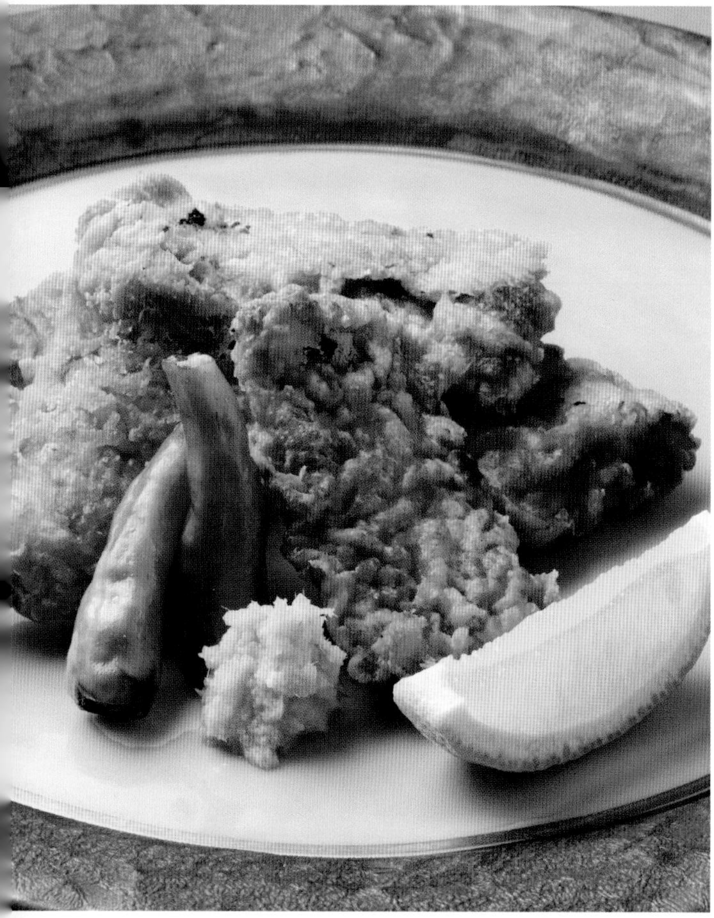

梅乾檸檬酸具有消除疲勞的效果

紫蘇梅牛肝天婦羅

〔蛋白質〕〔檸檬酸〕

材料（1人份）

牛肝80g／鮮奶適量／天婦羅麵衣*適量／梅肉2大匙／綠紫蘇葉4片／綠辣椒2根／A〔高湯5大匙／醬油、味醂各1大匙〕／檸檬、薑泥各適量

作法

1 牛肝切成方便食用的大小，用水快速清洗，瀝除水分，用鮮奶醃漬20分鐘以去除腥味。

2 擦乾1的牛肝表面，塗上梅肉，用綠紫蘇葉包好，裹上防沾粉（分量外），沾上天婦羅麵衣，放入180℃的油中炸成金黃色。

3 綠辣椒切除兩端，用180℃的油清炸一下。

4 在鍋裡加入A煮沸，製作天婦羅高湯。

5 在容器中盛入2和3，佐配檸檬、薑泥，食用時附上4的天婦羅高湯。

重點筆記
・天婦羅衣的作法／將麵粉1杯、蛋黃1個份、水3/4杯混合（容易製作的分量）。

強化肝功能

想強化全身營養系統樞紐的肝臟功能時，攝取優質蛋白質、牛磺酸，以及能保護肝功能的維生素E均有效。此外請注意攝取適量的油脂和醣類，避免攝取過量。

以蛋黃醋調拌季節美味的春之味

醋味噌拌蛤仔

〔牛磺酸〕

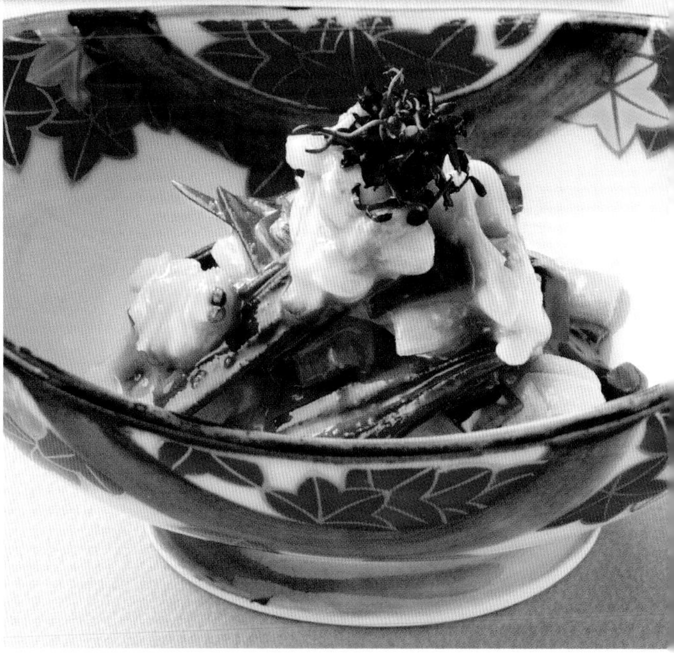

材料（4人份）

蛤仔（肉）200g／珠蔥1/2把／食用土當歸（Aralia cordata）1/2根／A〔白味噌100g／蛋黃1/2個份／砂糖1/2大匙／味醂1大匙／酒1又1/2大匙〕／醋3大匙／紅蓼少量

作法

1 蛤仔肉用淡鹽水（分量外）漂洗，瀝除水分，以熱水汆燙，用網篩撈起放涼。

2 珠蔥從根部綁成束，以中火汆燙，顏色變鮮綠後用網篩撈起，稍微撒點鹽，切成2cm長。食用土當歸去厚皮，切成短條，放入醋水（分量外）中浸泡去除澀味。

3 製作醋味噌。在鍋裡放入混合的A，開小火加熱煮到變濃稠，放涼，使用時加醋混合。

4 用3的醋味噌調拌1和2，盛入容器中，裝飾上紅蓼。

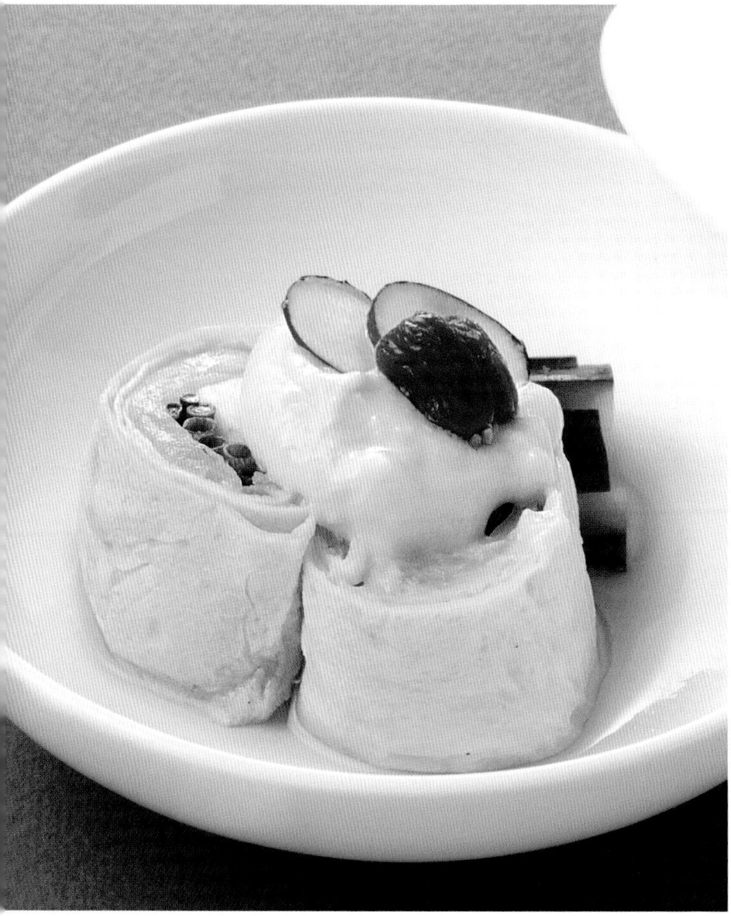

鯛魚生魚片稍做變化就成為宴客菜

鯛魚錦絲捲
佐豆奶蛋黃醋

〔蛋白質〕〔牛磺酸〕

材料（2人份）

鯛魚（生魚片用切片）100g／蛋1個／山藥20g／洋蔥1/2個／細香蔥3根／小黃瓜適量／豆奶蛋黃醋*適量／櫻桃蘿蔔、枸杞（泡水回軟）各適量

作法

1 蛋打散，煎薄蛋皮。

2 鯛魚切薄片。山藥沿著纖維切細條。洋蔥切薄片，細香蔥切成10cm長。

3 在竹捲簾上鋪上保鮮膜，放上1的薄煎蛋，以鯛魚、山藥、洋蔥，細香蔥為內餡，以捲壽司的要領捲包。

4 容器中放入切窄條的小黃瓜，再放入切成容易食用寬度的3，淋上豆奶蛋黃醋，裝飾上櫻桃蘿蔔和枸杞。

重點筆記

・豆奶蛋黃醋的作法／在鋼盆中加入1/2杯豆奶，加入1/2杯柴魚高湯稀釋，加6個打散的蛋黃，隔水加熱。用打蛋器一面攪拌混合，一面加入醋1/4杯、薄口醬油2大匙、砂糖適量和鮮味調味料少量加熱，混合變得濃稠如乳脂狀（以上是容易製作的分量）。

改善浮腫

浮腫的原因可能是調節體內水分的鈉（鹽分）和鉀失衡所致。蛋白質不足也可是浮腫的原因之一。請避免水分、鹽分攝取過量，並積極的攝取維生素和礦物質。

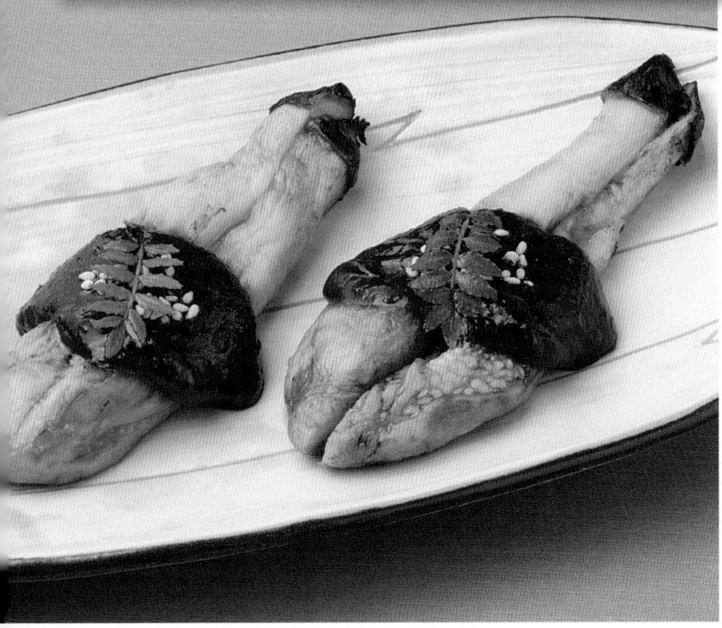

排除多餘水分從體內感到舒暢！

芥末味噌烤茄

〔鉀〕

材料（4人份）

茄子4條／A〔八丁味噌4大匙／酒2大匙／味醂2大匙／砂糖2大匙〕／青芥末醬1小匙／樹芽、炒芝麻各少量

作法

1 茄子去皮縱切成半。平底鍋開中火加熱，（不加油）將茄子烤至變軟。

2 製作芥末味噌。在鍋裡放入混合的A，開小火加熱，用木匙一面攪拌，一面煮到變濃稠，最後加入芥末混合。

3 在容器中盛入1的茄子，淋上2的芥末味噌，撒上芝麻粒，裝飾上樹芽。

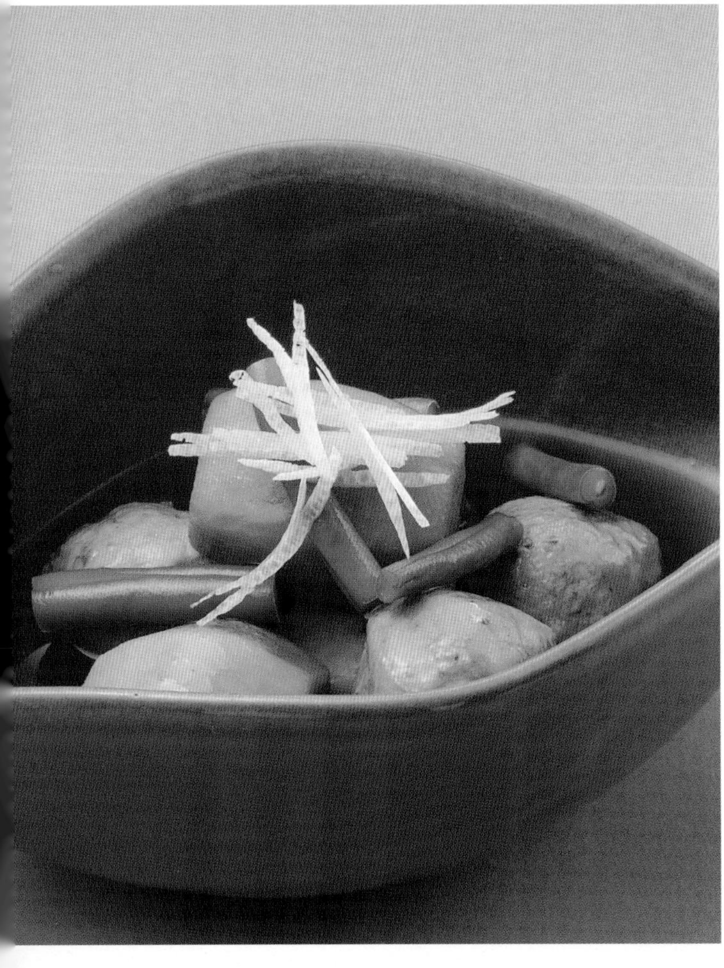

改用魚丸製作也很美味

燉煮芋頭雞肉丸

〔蛋白質〕〔鉀〕

材料（4人份）

芋頭8個／四季豆8～10根／雞絞肉200g／薑汁1/2小匙／蛋1個／片栗粉1又1/2大匙／鹽1小撮／味噌2小匙／片栗粉汁適量／A〔高湯5杯／酒3大匙／味醂4大匙／薄口醬油4大匙／砂糖2小匙／鹽少量〕／柚皮切絲少量

作法

1 芋頭去皮。四季豆汆燙一下備用。

2 製作雞絞肉。雞絞肉中加入生薑汁和蛋混合，也加鹽和味噌混合。麵粉加水少量（分量外）調勻，慢慢的加入絞肉中混合。

3 將A全部混合，其中2杯份倒入鍋中煮沸，將2揉成小球般放入，用中火煮至熟透。

4 在別的鍋裡放入剩餘的3杯A和芋頭，用中火煮到變軟入味。

5 在容器中盛入3的雞肉丸和4的芋頭。

6 將3的雞肉丸的煮汁開火加熱，用片栗粉汁勾芡，淋到5上，最後裝飾上柚子皮和四季豆。

改善腸胃

為了不傷害胃的黏膜，應避免吃太熱或太刺激的食物，平時注意對胃部有益的飲食內容，攝取能保護黏膜，幫助消化的食品等。充分咀嚼不但能減輕胃部的負擔，也能有效活化腦部。

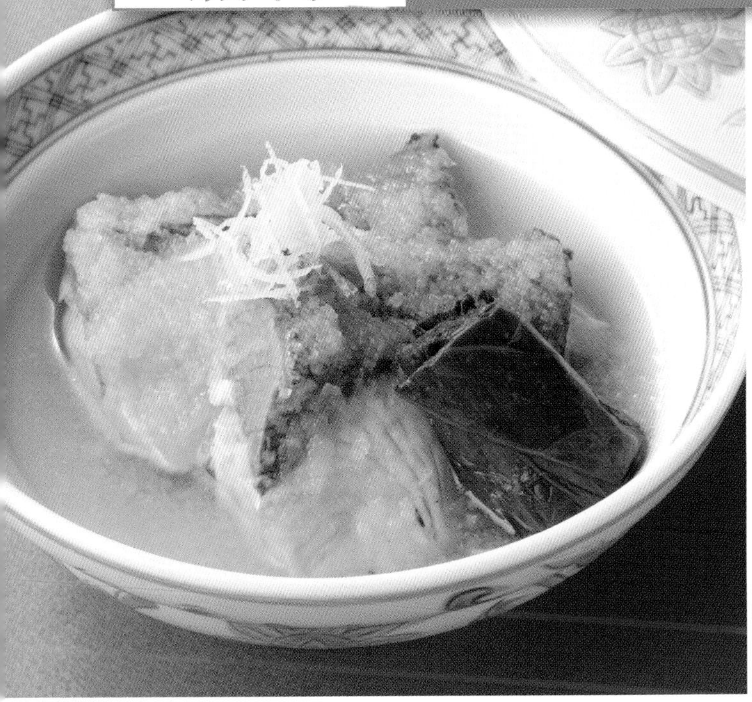

烹調重點是加入白蘿蔔泥後不需煮開

蘿蔔泥煮鰤魚

〔澱粉〕

材料（4人份）

菠菜1把／鰤魚（魚塊）240g／麵粉適量／A〔高湯2又1/2杯／味醂4大匙／酒4大匙／砂糖、醬油各2大匙〕／白蘿蔔泥200g（約1/4根份）／柚子皮（切絲）適量

作法

1 菠菜用水汆燙讓色澤變鮮麗，瀝除水分切成4cm長。

2 鰤魚切成方便食用的大小，擦乾水分，沾上麵粉。

3 在鍋裡放入A的所有材料煮開，加入2的鰤魚蓋上內蓋，用中火煮3～4分鐘。

4 在3中加入1的菠菜稍微煮一下，最後加上白蘿蔔泥即熄火，盛入容器中，再裝飾上柚子皮絲。

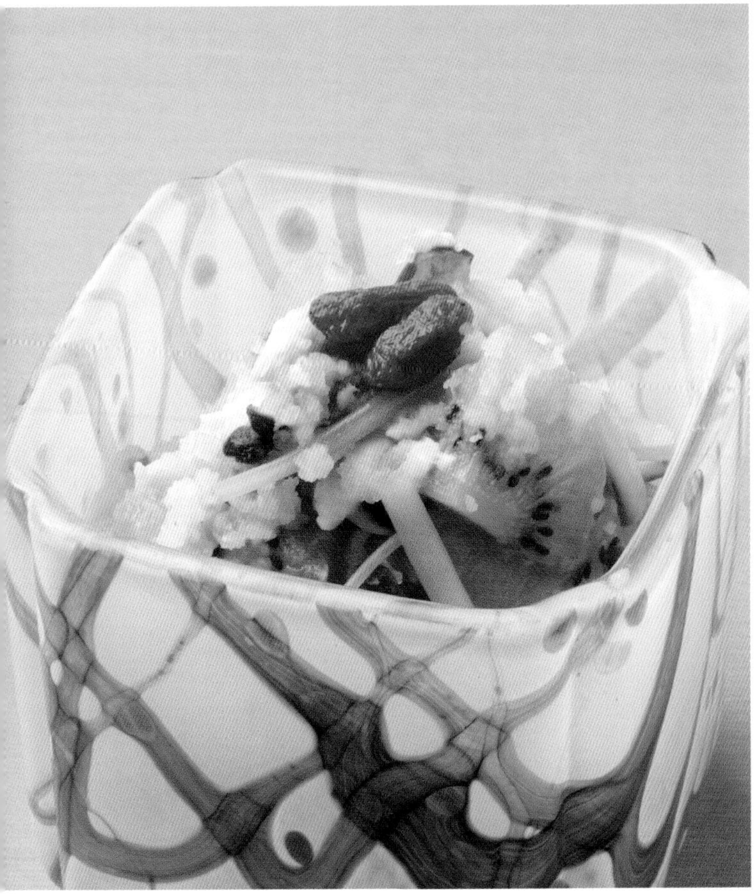

水果與白蘿蔔的消化酵素有益胃部

白蘿蔔拌雞肉奇異果

〔澱粉〕〔蛋白質分解酵素〕

材料（2人份）

雞胸肉50g／奇異果1/2個／鴻禧菇10g／鴨兒芹少量／鹽少量／酒1又1/2小匙／A〔土佐醋*1/5杯／白蘿蔔泥30g〕／枸杞（泡水回軟）少量

作法

1 雞胸肉剔除硬筋，撒上鹽少量、酒1小匙，用蒸鍋蒸過後用手撕碎備用。

2 奇異果去皮縱切4半後切薄片。

3 鴻禧菇切除根底，弄散撒上少量鹽和1/2小匙酒，用燒烤爐或烤箱燒烤備用。

4 鴨兒芹汆燙一下切成2cm長。枸杞用熱水泡軟，混拌少量土佐醋（分量外）備用。

5 混合A，製成蘿蔔混醋。

6 在鋼盆中放入混合的1、2、3和4的鴨兒芹，用5調拌盛入容器中，再撒上4的枸杞。

重點筆記

・土佐醋的作法／將高湯、醋各1/2杯、薄口醬油1又2/3大匙、味醂2又1/3大匙、砂糖5g、柴魚5g充分混合。

飲食能夠預防疾病！

預防生活習慣病的食譜

疾病是習慣累積而成

自古以來，米飯和穀物是國內的基本飲食重心，不過隨著戰後飲食內容逐漸西化，米飯的消費量開始減少，肉類、乳製品、油脂和醣類的攝取量日益增加。結果造成令人憂心的景況，由於營養失衡，罹患戰前少見的**「生活習慣病」的人不斷增加**。

所謂的「生活習慣病」，是指飲食、飲酒、抽煙、運動、睡眠和壓力等日常生活習慣日積月累所引起的各式各樣疾病（包括中風、心肌梗塞、癌症、糖尿病、高血壓、肥胖等）。**這些疾病有沉默的殺手之稱**，初期幾乎沒有自覺症狀，等注意到時不少都已發展至相當的程度。

身體的好壞都是自己造成的

預防生活習慣病並沒有特效藥。重點是確實攝取均衡的營養，保持規律的三餐，及維持適度的運動等。

追根究底，疾病的原因源自自己錯誤的生活習慣，只要改正錯誤，自行改善身體不適，防範疾病於未然的可能性便可大幅提升。在病情加劇，輕易仰賴藥物和醫院之前，請先試著重新**評估自己的飲食習慣吧**。

食物各有其功能。平時關心成為自己身體營養素的食物，隨時配合身體所需攝取食物，是邁向真正健康的第一步。

整腸提升免疫力

腸內環境的好壞與健康長壽息息相關。腸內環境惡化，將造成免疫力降低，引發各種疾病。此外為了維持健康，也絕對要消除便祕。請攝取足夠的食物纖維，以維護腸道的清潔暢通。

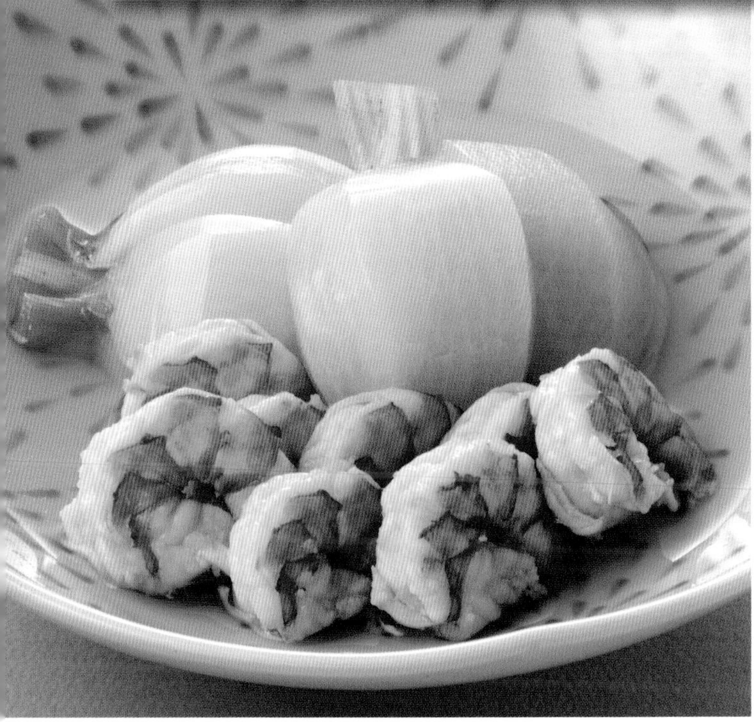

煮至黏稠軟爛的蕪菁對胃也很溫和

煮蕪菁蝦

〔食物纖維〕〔澱粉〕

材料（4人份）

蝦12尾／蕪菁（小）4個／A〔高湯2又1/2杯／酒4大匙／砂糖1小匙／薄口醬油2小匙／味醂2大匙〕

作法

1 蕪菁的莖稍微保留，切除葉子，去皮縱切一半。

2 蝦子去殼，剔除背腸，用水充分洗淨。

3 在鍋裡放入A的所有材料，加入1的蕪菁開中火加熱，約煮10～20分鐘。

4 煮至蕪菁變柔軟後，加入2的蝦，蝦子熟透後熄火，直接靜置放涼，再盛入容器中。

嚼感十足的根菜和乾貨也能增進滿足感

纖維蔬菜秋刀魚味噌煮

〔食物纖維〕

材料（3～4人份）

秋刀魚4尾／牛蒡1根／蘿蔔乾30g／菠菜1把／A〔泡蘿蔔乾的水1/2杯／酒4大匙／味醂2大匙／薄口醬油2大匙／味噌4大匙〕／生薑（切薄片）2片／胡蘿蔔少量

作法

1 秋刀魚切除頭部，切成適當大小的筒狀，用筷子等工具拉出內臟，用水清洗後，用熱水汆燙再泡冷水，取出瀝除水分。

2 牛蒡隨意切塊後泡水。蘿蔔乾用水清洗一下，以3倍的水泡軟，留下浸泡液備用。

3 菠菜用鹽水汆燙，取出泡水，再充分瀝除水分，切成適當的長度。

4 在鍋裡放入A的所有材料，開火加熱。味噌融化後，加入1、2和生薑，以中火約煮5分鐘。盛入容器中，加上3的菠菜，撒上切碎的胡蘿蔔。

重點筆記

・切碎的胡蘿蔔先以八方高湯（p.68）煮至入味。

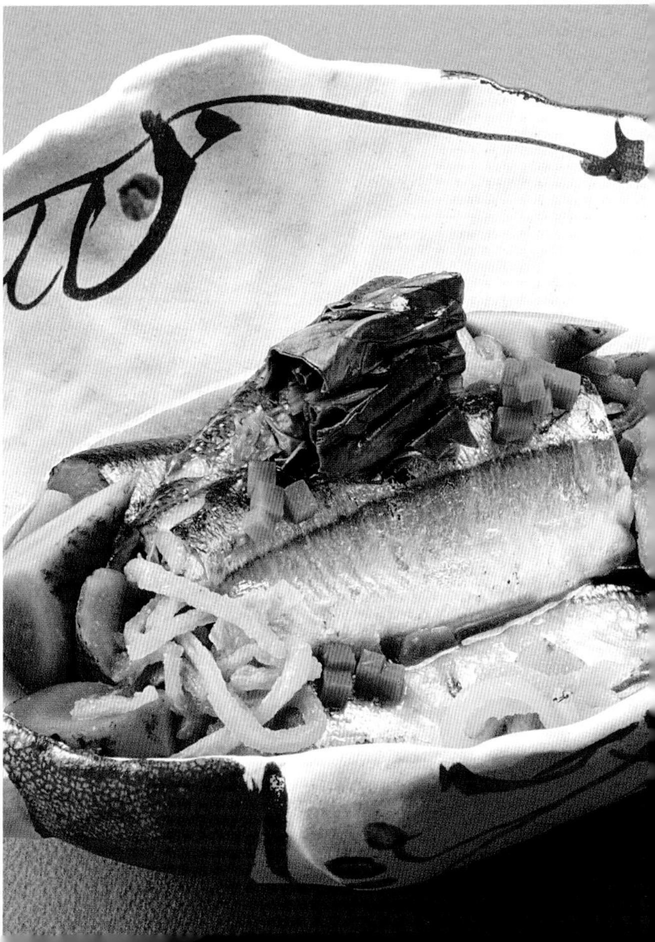

預防、改善高血壓

高血壓若置之不理，將成為引發動脈硬化、中風和心肌梗塞等這些攸關生命疾病的原因。含有能控制高血壓症狀成分的魚類、海藻類和水果等，能夠有效的預防。當然還要控制鹽分的攝取。

製成鍋料理，也能攝取大量蔬菜

海蘊烏賊涮涮鍋

〔牛磺酸〕〔褐藻素〕

材料（1人份）

洗過的海蘊（Nemacystus decipiens）50g／烏賊40g／水菜1/4把／蔥1/5根／金針菇1/6袋／A〔高湯1杯／酒、薄口醬油、味醂各1大匙〕／B〔薑泥、醬油各適量〕

作法

1 海蘊迅速清洗，切成容易食用的長度。

2 烏賊斜切薄片，用刀切花。

3 水菜切成5cm長。蔥斜切，金針菇切除根底後弄散。

4 在鍋裡混合A，開火加熱，煮沸後加入3一面煮，一面食用。海蘊和烏賊也是入鍋涮熟後，沾取B的生薑醬油食用。

重點筆記
・烏賊是使用軟翅仔。

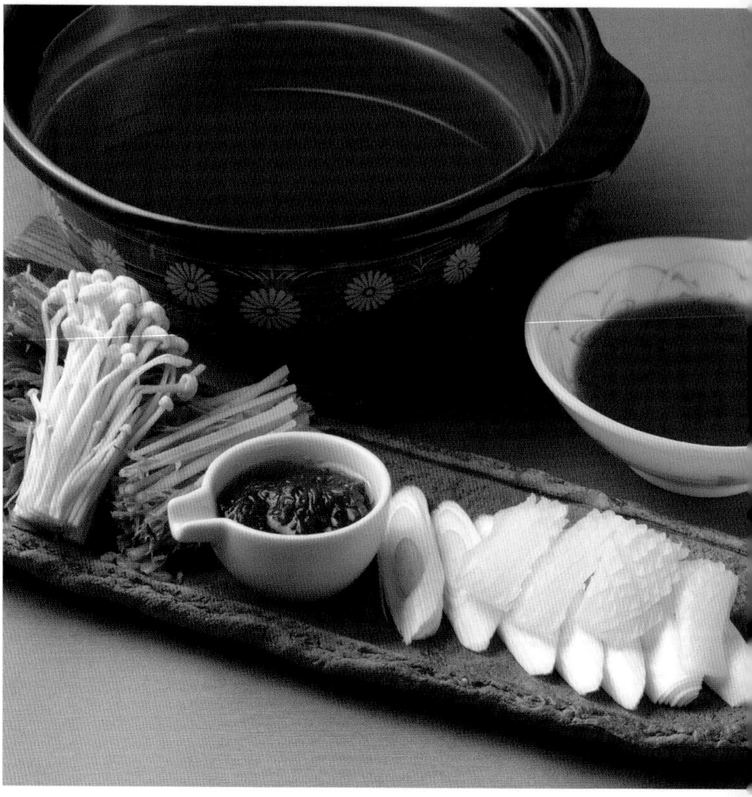

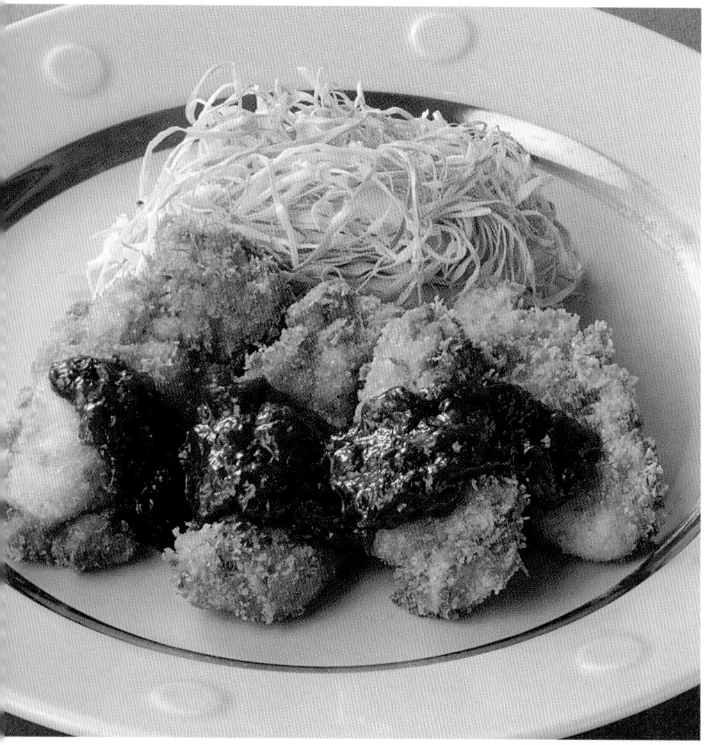

充滿海香的醬汁和牡蠣十分對味

炸牡蠣佐海味醬汁

〔牛磺酸〕〔鉀〕

材料（4人份）

牡蠣（加熱用）400g／鹽、胡椒各少量／炸油適量／麵粉、蛋汁、麵包粉各適量／A〔番茄醬3大匙／海苔佃煮3大匙〕／包心菜（切絲）3片份

作法

1 牡蠣用水充分洗淨，擦除水分。撒上鹽、胡椒，依序沾上麵粉→蛋汁→麵包粉。

2 用175℃的炸油，將1炸成金黃色。

3 混合A的材料製成海味醬汁。

4 在容器中盛入2，佐配上包心菜，淋上3的醬汁即可食用。

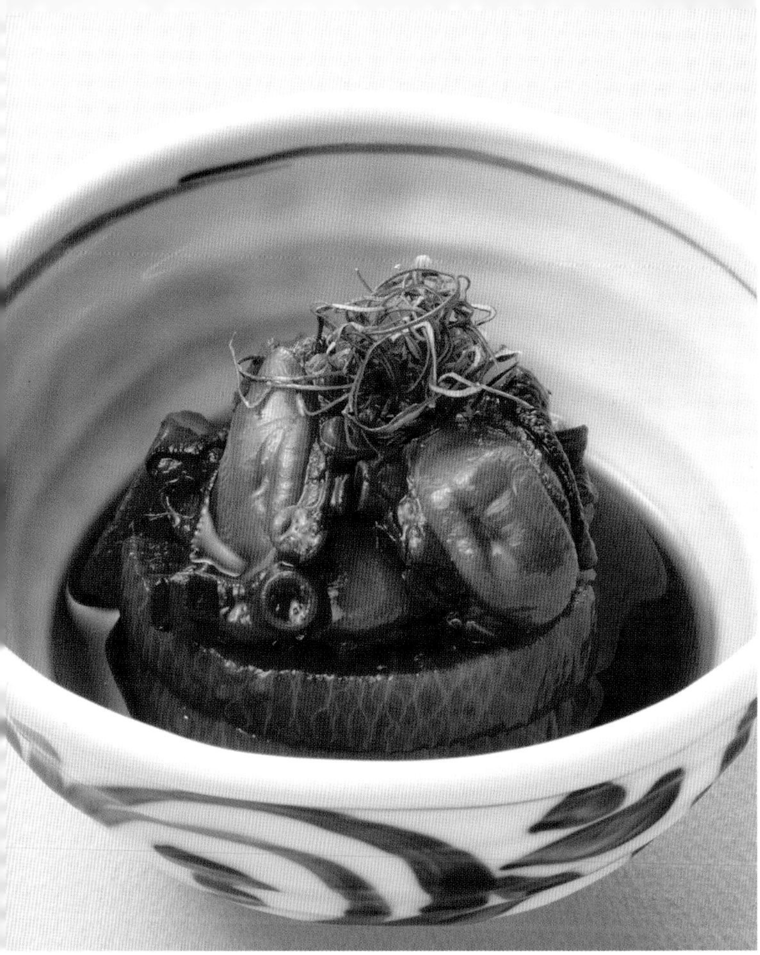

充分燉煮的白蘿蔔
鮮味與營養均滲入其中

紅燒章魚白蘿蔔

〔牛磺酸〕

材料（4人份）

水煮章魚（水煮過）300g／白蘿蔔500g／蒟蒻（用沸水汆燙過）1片／切碎的昆布10g／沙拉油1又1/2大匙／A〔生薑（切薄片）1塊份／酒4大匙／醬油4大匙／味醂、砂糖各2大匙〕

作法

1 蒟蒻用手撕成一口大小。水煮章魚斜切薄片。
2 白蘿蔔去皮，切成1cm厚的半月片。在平底鍋中加熱沙拉油，以中火將白蘿蔔煎成焦黃色，加1又1/2杯的水（分量外）。
3 在2中加入1的蒟蒻和A的所有材料，加內蓋用中火燉煮約20分鐘。
4 在3中，加入1的章魚和切碎的昆布，再燉煮約10分鐘即熄火。

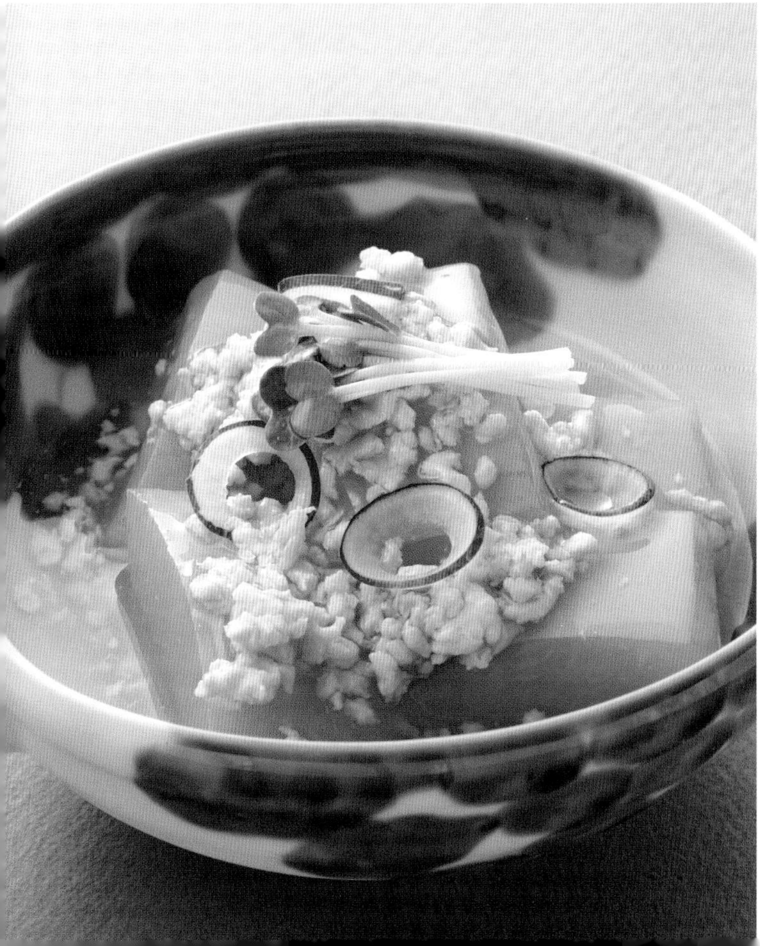

清淡高雅的風味消除暑氣與浮腫

雞絞肉煮冬瓜

〔鉀〕〔蛋白質〕

材料（4人份）

冬瓜1/4個／雞絞肉150g／鹽（冬瓜用）1大匙／A〔高湯1杯／砂糖1小匙／味醂1小匙／薄口醬油1大匙〕／調水的片栗粉汁適量／生薑（切絲）1塊份／櫻桃蘿蔔、蘿蔔嬰各少量

作法

1 冬瓜切成方便食用的大小，薄薄切除外皮，在表面揉鹽靜置5分鐘，以沸水煮至用竹籤可刺穿為止。
2 在鍋裡放入A的所有材料，開中火加熱，煮開一下加入雞絞肉煮散。加入1的冬瓜轉小火，煮到雞肉熟透為止。
3 用片栗粉汁勾芡，加入薑絲煮開一下，立刻熄火盛入容器中，裝飾上櫻桃蘿蔔和蘿蔔嬰。

預防糖尿病

請重新評估高熱量飲食和快速用餐的生活習慣。積極的攝取有抑制血糖上升效果的食物纖維。此外，苦瓜中含有的苦帖素（momordicin），也因能降低血糖而備受矚目。

苦瓜皮中充滿有效成分

苦瓜涼拌鮭魚

〔食物纖維〕〔苦帖素〕

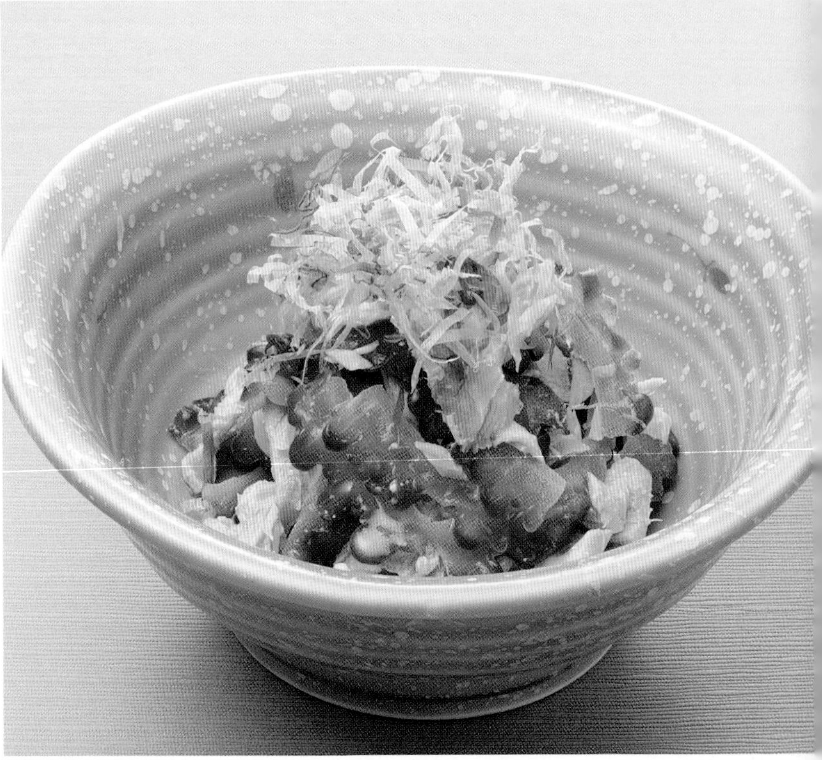

材料（2人份）

苦瓜1/2條／鮭魚（碎魚肉）50g／鹽少量／A〔高湯8大匙／味醂、醬油各1大匙〕／柴魚絲少量

作法

1 苦瓜縱切一半，剔除種子和瓜囊，切薄的半月片。放入加1小撮鹽（分量外）的沸水中汆燙一下，取出泡冷水，充分瀝乾水分。

2 在鋼盆中放入混合的1和鮭魚肉，加入混合好的A調拌。盛入容器中，再裝飾上柴魚絲。

蔬菜之王也有強力降血糖作用

山麻蕎麥麵

〔食物纖維〕〔黏蛋白〕〔維生素B群〕

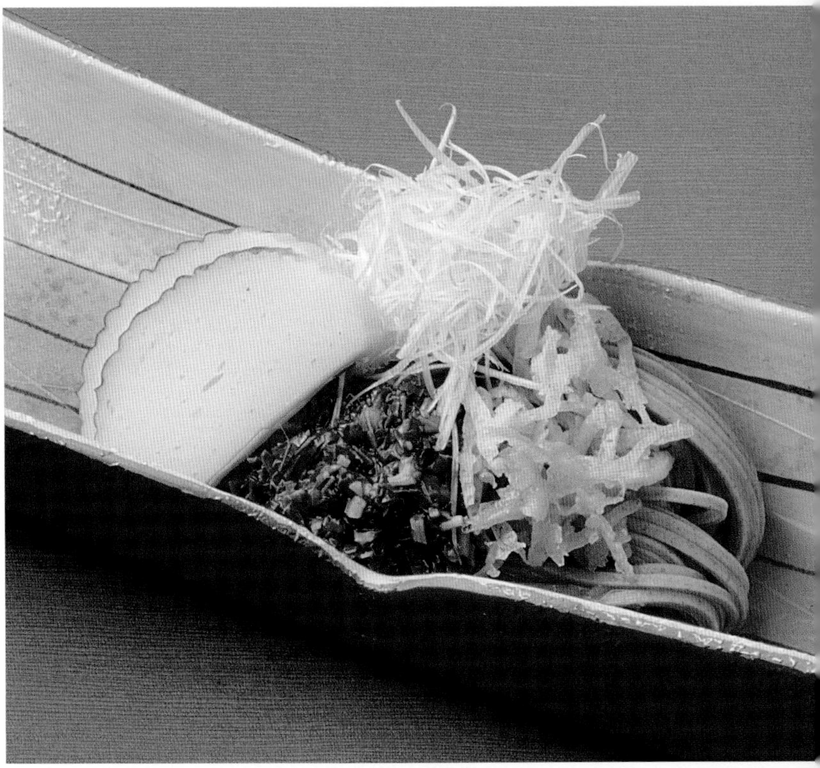

材料（4人份）

蕎麥麵（乾麵）400g／山麻1袋／A〔白高湯（p.86）5又3/5杯／味醂2/5杯／薄口醬油2/5杯／酒1/5杯〕魚板（切薄片）8片／切碎的柚子皮少量／蔥白絲少量

作法

1 山麻汆燙一下，用刀剁碎讓它產生黏性。

2 在鍋裡放入混合的A的所有材料，開中火加熱，煮沸一下後熄火。

3 蕎麥麵水煮後，用水清洗，再過熱水變熱後，盛入容器中，倒入熱的2的湯汁。

4 在3中放入1、蔥白絲和切碎的柚子絲，再放上魚板。

飲食的內容和膽固醇升高息息相關。請注意保持以蔬菜、魚類為中心的均衡飲食。料理時，請選用富含油酸能有效降低膽固醇的油。

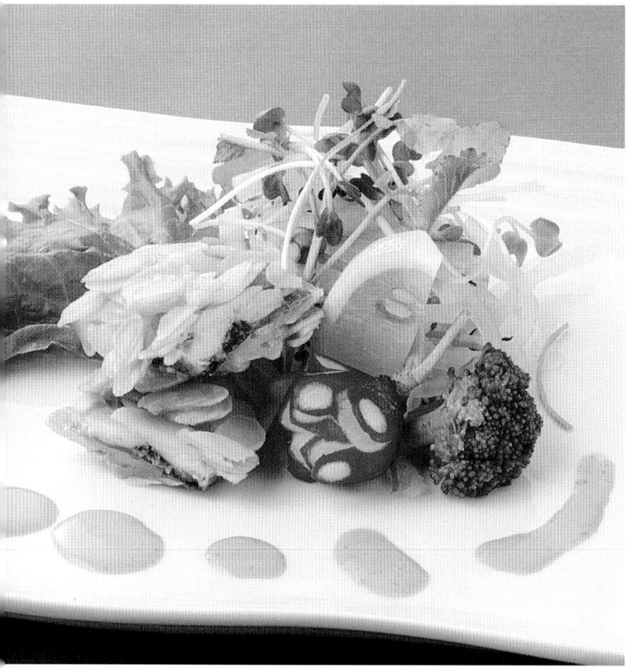

芳香的杏仁片口感成為重點美味

炸杏仁片秋刀魚

〔食物纖維〕〔牛磺酸〕〔DHA〕〔維生素E〕

材料（2人份）

秋刀魚4尾／檸檬1個／杏仁片60g／杏仁粒60g／麵粉適量／蛋汁1個份／炸油適量／A〔酒2大匙／醬油、味醂各1大匙／薑泥1/2塊份〕／芝麻醬汁適量／美生菜、櫻桃蘿蔔、綠花椰菜、白蘿蔔、胡蘿蔔、蘿蔔嬰、檸檬各適量

作法

1 秋刀魚去除黏液，剔除魚頭和內臟，水洗後分切三片，剔除小刺，切成一口大小。

2 混合A製作醃漬液，放入1的秋刀魚約醃漬10分鐘。

3 在2的秋刀魚上沾上麵粉，裹上蛋汁，再沾上杏仁片和杏仁粒，以170℃的油炸到變軟且呈金黃色。

4 將3盛入容器中，放上美生菜、切絲的白蘿蔔和胡蘿蔔、汆燙過的綠花椰菜，蘿蔔嬰、櫻桃蘿蔔和檸檬，再淋上芝麻醬汁。

重點筆記
・芝麻醬汁的作法／將麻油1/2杯、核桃油1杯、醋1杯、鹽3小匙、胡椒1/3小匙、芝麻醬2大匙充分混合。

利用香菇鎖住鮮味和營養

炸香菇蝦

〔食物纖維〕〔牛磺酸〕

材料（2人份）

蝦子4尾／新鮮香菇8朵／麵粉適量／獅子唐辛子2根／天婦羅麵衣（市售的天婦羅粉用適量的水調勻）適量／炸油適量／檸檬適量／天婦羅高湯*適量

作法

1 蝦子去殼，用食物調理機攪碎。

2 香菇切除根底，拍上麵粉，2朵1組夾住1的蝦肉。獅子唐辛子切除兩端。

3 在2上塗上麵粉，沾上天婦羅麵衣，放入170℃的炸油中，炸至蝦肉熟透。

4 獅子唐辛子也同樣的沾上天婦羅麵衣，用180℃的油油炸。

5 在容器中盛入3、4，放上檸檬，上桌時佐配上高湯。

重點筆記
・天婦羅高湯的作法／將水3/4杯、醬油、味醂各2大匙，以及和風高湯粉（顆粒）1小匙放入小鍋中，開火加熱，煮沸後熄火（容易製作的分量）。

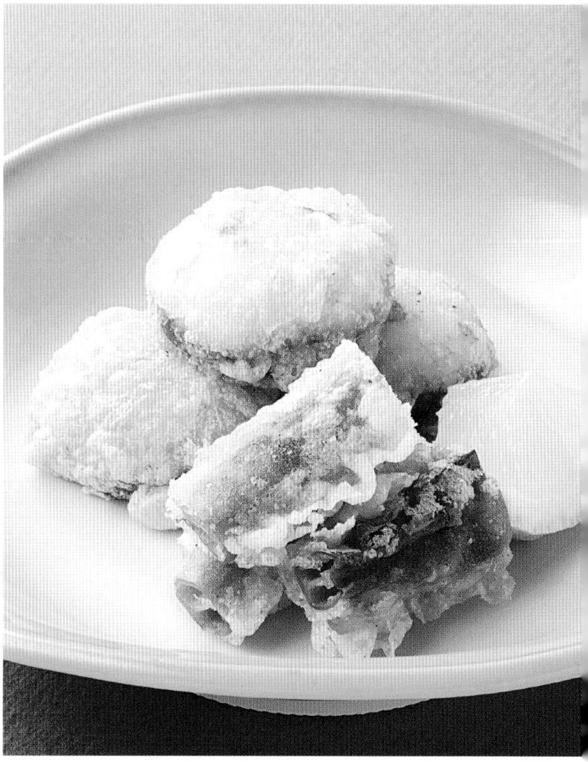

不懼高齡打造「不生鏽」的身體！

改善女性在意症狀的食譜

避免過度節食和生活不規律

虛冷症、貧血、更年期症狀、月經痛、骨質疏鬆、便祕、肌肉酸痛、浮腫等，都是女性們在意的症狀，為改善這些症狀，基本上，仍然要回頭檢視自己的日常生活。過度的節食和生活不規律，都會對身體造成很大的負擔，應注意避免。

女性閉經後，容易發生骨質疏鬆的症狀，多攝取富含鈣質、鎂和鋅的貝類（蛤仔、蜆、牡蠣等）等食物，具有改善的效果。

身體「不生鏽」的飲食建議

關於女性在意的老化問題，就如同金屬放置在空氣中會氧化生鏽一樣，人類的身體也會隨著年紀增長而逐漸生鏽（氧化）。這就是所謂的老化現象。

為了不讓身體生鏽，奠定身體基礎的飲食成為最大的關鍵。尤其是要積極攝取含有維生素A、C、E、β-胡蘿蔔素、多酚、茄紅素、兒茶素等抗氧化物質及礦物質、維生素的蔬菜、水果、海藻等，以期能打造不生鏽的身體。

平時不經意入口的食物，其實具有許多功效。那些都是大自然的恩賜。請徹底認識身邊食材的功能，注意適合自己症狀的飲食，養成打造無懼高齡與疾病的身體的良好飲食習慣吧。

改善虛冷症‧促進血液循環

低血壓、貧血的人很多都有虛冷症。改善的要點是積極攝取製造紅血球的維生素B_{12}，以及能調整血液循環的維生素E和鐵，從體內暖和起來。同時也要禁止減少餐飲分量的過度節食。

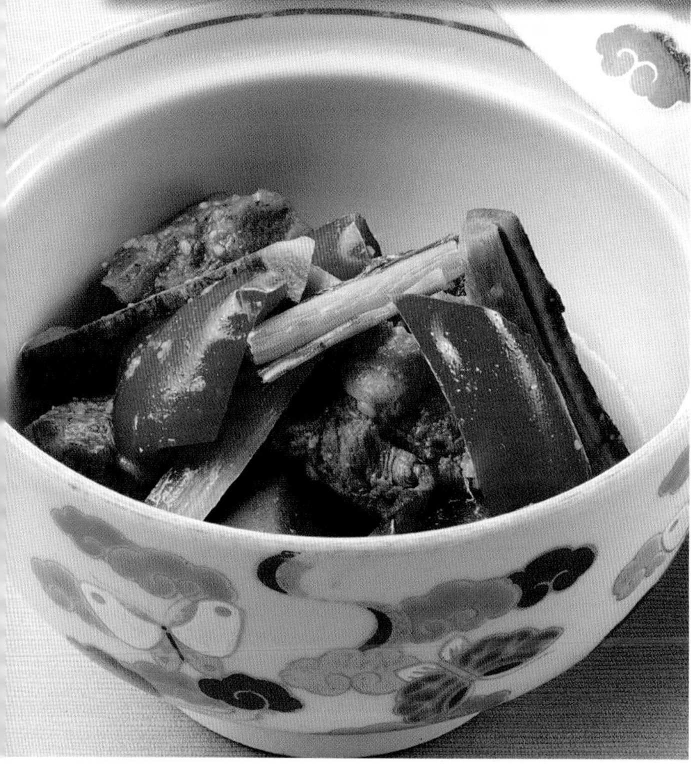

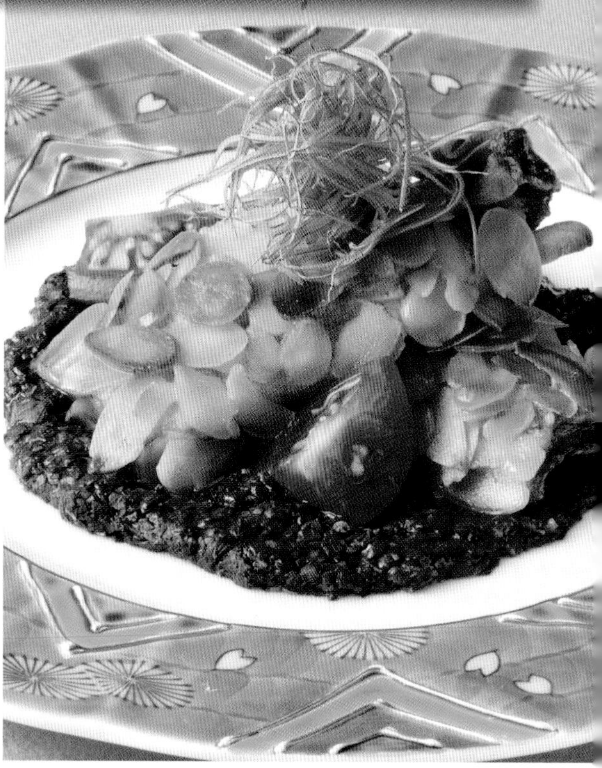

富含能改善貧血有益鐵質吸收的維生素C

燉紅椒牛肉

〔鐵質〕〔維生素C〕

材料（2人份）

牛腿肉（切薄片）50g／彩色甜椒（紅）1/4個／牛蒡40g／蒟蒻30g／大蒜（切末）1/3瓣份／生薑（切末）2g／麻油1小匙／A〔高湯3/4杯／味醂1/2大匙／砂糖1小匙／醬油2小匙〕／小松菜（汆燙過）適量

作法

1 牛肉切成方便食用的大小。甜椒隨意切塊。牛蒡用刀敲擊後縱切一半，再切成3cm長。

2 蒟蒻用手撕成一口大小，用熱水汆燙，用網篩撈起備用。

3 在鍋裡加熱麻油，放入大蒜和生薑用中火炒，香味散出後，加入1和2混炒。

4 在3中加入A的所有材料，放入牛蒡用小火煮到變軟入味後，盛入容器中，最後裝飾上小松菜。

重點筆記

・能溫熱身體的牛肉，組合有助鐵質吸收的維生素C（彩色甜椒）。再加上有益血液循環的蔥和生薑，若加上能升高體溫的辣椒的辣椒素，效果更佳。

滋養身體的成分滿滿匯集在一盤

杏仁秋刀魚佐山麻醬

〔維生素E〕〔維生素B_{12}〕

材料（4人份）

秋刀魚2尾／鹽1小匙／麵粉適量／蛋白1個份／杏仁片適量／山麻1/2袋／A〔高湯1杯／酒1大匙／味醂2大匙／鹽少量〕／橄欖油適量／青蔥（切蔥花）少量／小番茄1個

作法

1 秋刀魚分切三片，剔除小刺，撒上鹽靜置（30分鐘）備用。

2 製作山麻醬。山麻用鹽水（分量外）汆燙，再用水浸泡，瀝除水分切碎後，用刀細細剁碎。再加入A混合。

3 將1的秋刀魚切成方便食用的大小，沾上麵粉，只在身體部分沾上蛋白，黏貼上杏仁片。

4 在平底鍋中加熱橄欖油，用小火慢慢的煎烤3。

5 在容器中倒入2的醬汁，盛入4，裝飾上青蔥和小番茄。

預防貧血

貧血是血液中鐵質不足所造成。預防的前提是每餐攝取營養均衡的豐富餐點。餐點中請多攝取肝類、紅肉、貝類、豆類、蔬菜等富含鐵質的食品。

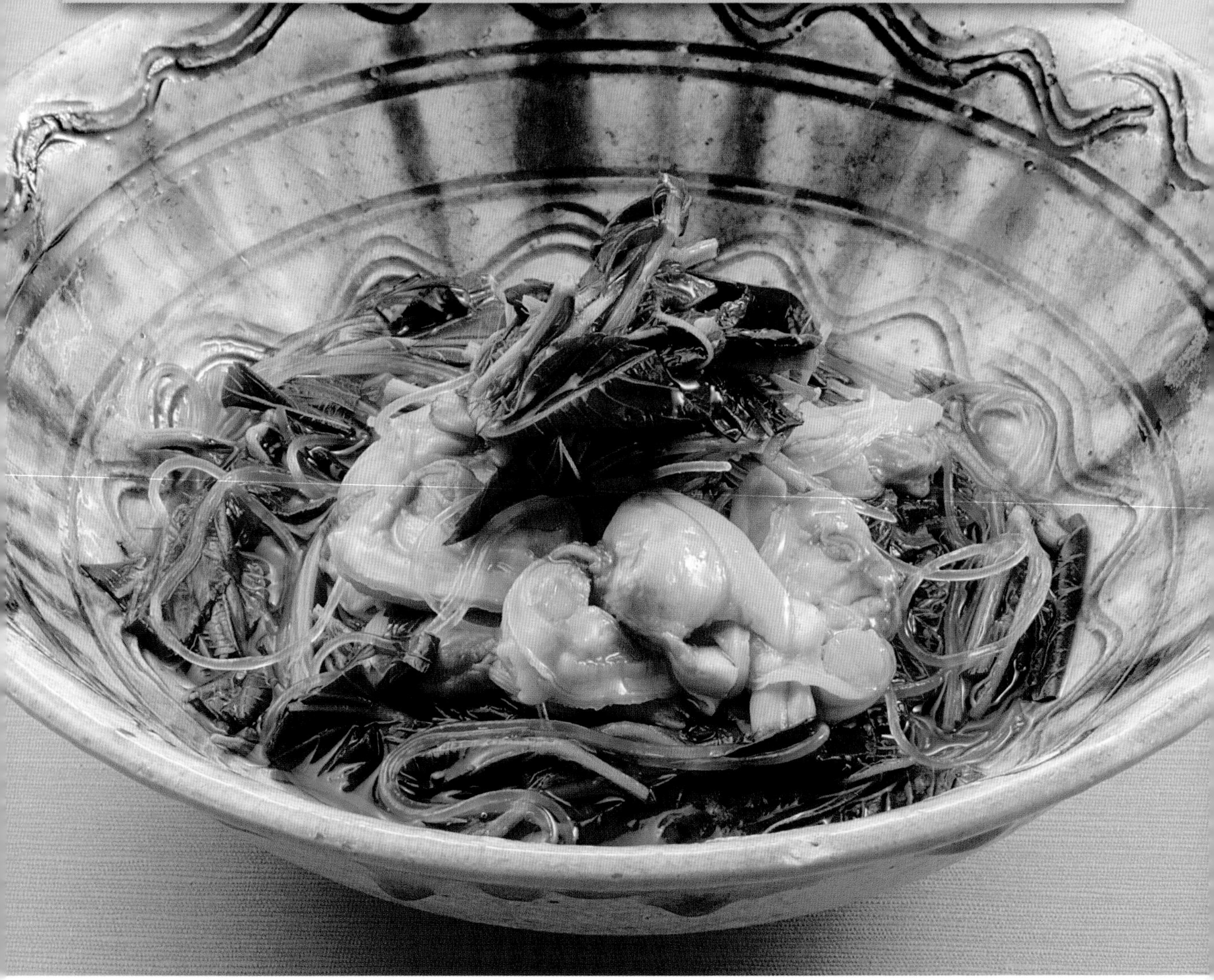

具黏性的山麻和蛤仔加倍預防貧血

煮山麻蚵仔

〔鐵質〕〔維生素B_{12}〕

材料（4人份）

山麻200g／蛤仔（肉）100g／粉絲40g／A〔白高湯*1又1/5杯／薄口醬油、味醂各1大匙／生薑汁少量〕

重點筆記

・這裡使用的「白高湯」，是在360ml水中加入昆布（2g）開火加熱，快煮沸前取出，加入柴魚（14g）後熄火，用烹飪紙過濾即成。

作法

1 山麻切除軸心，用熱水汆燙，切成方便食用的長短。

2 粉絲用熱水泡軟，切成方便食用的長短。

3 在鍋裡混合A開中火加熱，加入1、2和蛤仔。煮沸後熄火，盛入容器中。

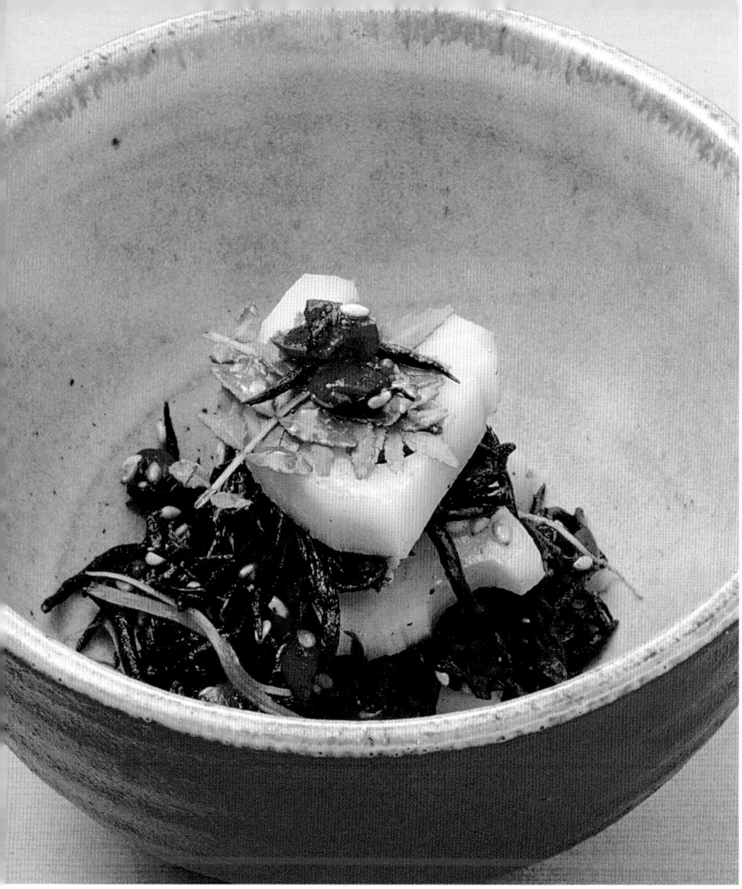

鐵加維生素C來增進鐵的吸收力

燉煮蓮藕羊栖菜

〔鐵質〕〔維生素B_{12}〕〔維生素C〕

材料（5人份）

羊栖菜（泡水回軟）150g／蓮藕100g／牛絞肉50g／胡蘿蔔1/2根／大豆（水煮）100g／麻油適量／A〔高湯180ml／砂糖4大匙／味醂3大匙／醬油5大匙／梅乾（大顆）*1個／樹芽少量／芝麻粒少量

作法

1 羊栖菜用水充分洗淨讓它回軟備用。蓮藕去皮切成5mm厚的半月片，泡水約10分鐘，瀝除水分。胡蘿蔔切絲。

2 在平底鍋中加熱麻油，以中火拌炒牛絞肉。肉色改變後，依序加入蓮藕→胡蘿蔔→羊栖菜→大豆，用中火拌炒。

3 整體菜料都裹油後，加入A約煮10分鐘。味道融合後加入醬油，一面混合，一面煮到湯汁收乾，盛入容器中，撒上芝麻，上面放上樹芽和梅乾。

重點筆記
・梅乾去鹽後，再剔除種子。

能享受甜點美味的改善貧血妙方

菠菜麻糬水果餡蜜豆

〔鐵質〕〔維生素C〕

材料（4人份）

菠菜1把／糯米粉150g／蜜煮紅豆*50g／蘋果1/4個／鳳梨1/8個／葡萄（德拉威品種）8顆／糖漿（市售品）適量／枸杞適量

作法

1 菠菜用加了1小撮鹽（分量外）的熱水迅速汆燙，過冷水瀝除水分。切除莖部，葉子放入研缽中搗碎。

2 將1搗得變細滑後加入糯米粉，混拌成如耳垂般的柔軟度。

3 將2撕成如拇指尖般大小的圓形，用熱水汆燙。浮起後，過冷水再瀝除水分。

4 蘋果切小丁，鳳梨切成一口大小。葡萄去皮。

5 將3的菠菜麻糬、4的水果和蜜煮紅豆盛入容器中，淋上糖漿，再散放上枸杞。

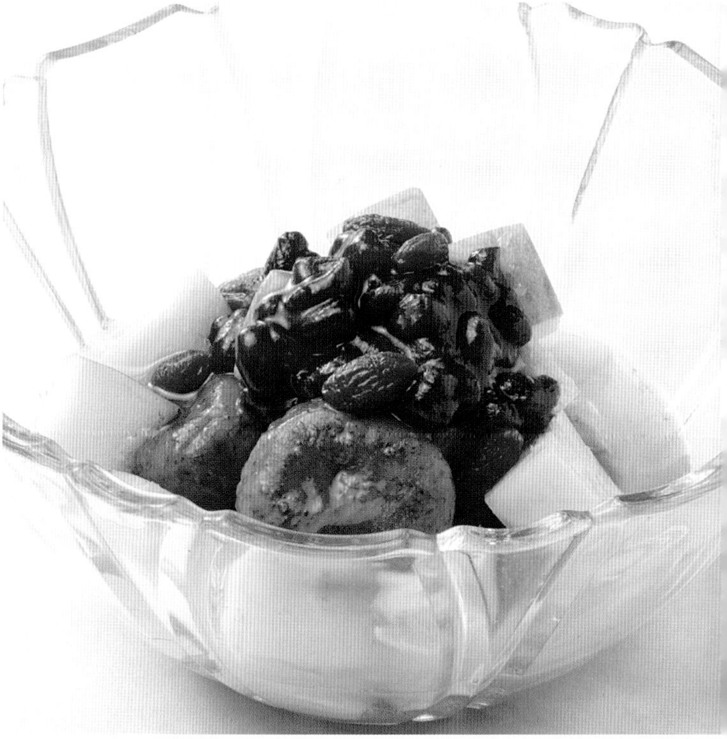

重點筆記
・蜜煮紅豆的作法／紅豆50g用1/2杯的水浸泡一晚回軟。將泡軟的紅豆放入鍋中，加入剛好能蓋住紅豆的水以中火加熱。紅豆煮好後過水，瀝乾水分後倒回鍋中，再倒入能蓋住紅豆的水，加砂糖2大匙、蜂蜜和鹽各少量，熬煮到喜歡的熟度。

預防更年期症狀

更年期症狀是因年紀增長女性荷爾蒙減少及壓力，身心出現各種不適的情況。這時請充分攝取維生素、礦物質，以及善用能減輕症狀的大豆和大豆加工品。

能因應更年期症狀及骨質疏鬆症

羊栖菜納豆可樂餅佐味噌醬

〔異黃酮〕〔維生素K〕

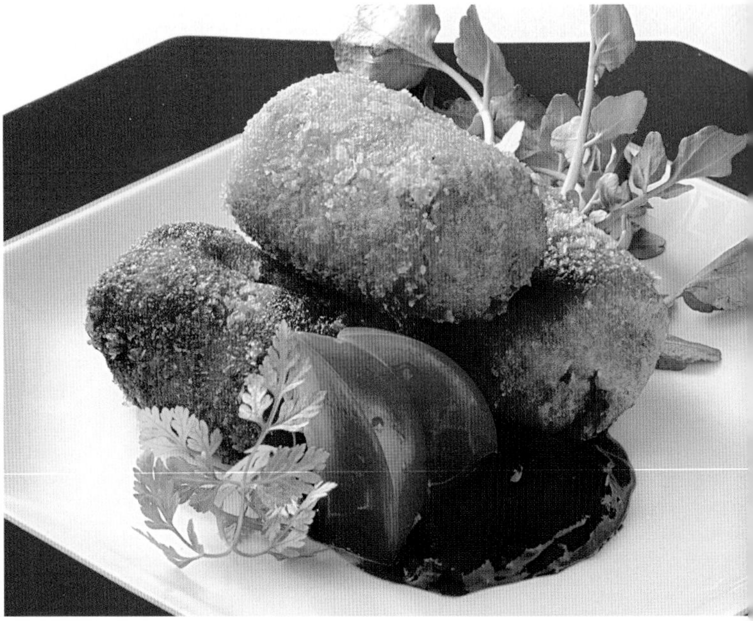

材料（4人份）

羊栖菜（乾的）5g／納豆1盒／豆渣200g／洋蔥（切末）80g／胡蘿蔔（切末）20g／綜合絞肉100g／鹽1小撮／胡椒少量／麵粉適量／蛋1個／麵包粉適量／炸油適量／味噌醬*適量／番茄、水芹、山蘿蔔等各適量

作法

1 羊栖菜用水泡軟，用網篩撈起，瀝除水分備用。納豆也放入網篩中水洗後，瀝除水分。

2 在平底鍋中放入洋蔥和胡蘿蔔以中火拌炒，炒到洋蔥變軟後，加綜合豬絞肉，再用中火炒到熟透為止。

3 在鋼盆中放入1、2，加入豆渣混合，加鹽和胡椒調味。

4 將3塑成方便食用的圓柱形，依序沾上麵粉→蛋汁→麵包粉，用170℃的油炸成金黃色，盛入容器中，加上水芹、番茄和山蘿蔔，再佐配上味噌醬。

重點筆記

・味噌醬的作法／在鍋裡放入紅味噌60g、砂糖15g、味醂3大匙、酒1大匙、醋2大匙和芝麻粉少量，以小火加熱，邊煮邊從鍋底刮取以免煮焦。

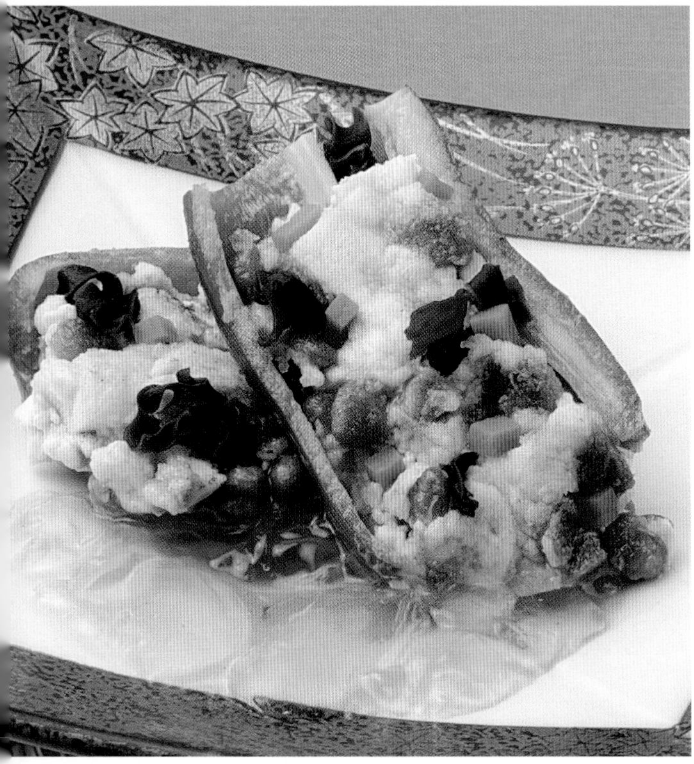

能充分攝取有益女性身體的營養成分！

青椒鑲納豆豆腐

〔異黃酮〕〔維生素K〕〔維生素E〕

材料（4人份）

青椒2個／木棉豆腐1/2塊／納豆1/2盒／海帶芽（乾燥）2g／胡蘿蔔（切末）少量／鹽1小撮／胡椒少量／片栗粉2小匙／油適量／橙味醬油凍（市售品）2大匙

作法

1 青椒縱切一半，剔除種子。海帶芽泡軟切碎。

2 豆腐稍微瀝除水分壓碎，加入納豆、海帶芽、胡蘿蔔、片栗粉混合，加鹽和胡椒調味。

3 在1的青椒中塞入2。

4 在平底鍋中加油，以中火加熱，將3的兩面煎至恰到好處。

5 在容器中盛入4，佐配上橙味醬油凍。

強化骨骼、預防骨質疏鬆

從牡蠣中可攝取到骨骼成長、發育不可或缺的鈣質。乳製品、連骨食用的小魚乾和青菜類等食物中雖然富含鈣質，但因不易被身體吸收，為提高吸收率最好和維生素D等營養素一起食用。

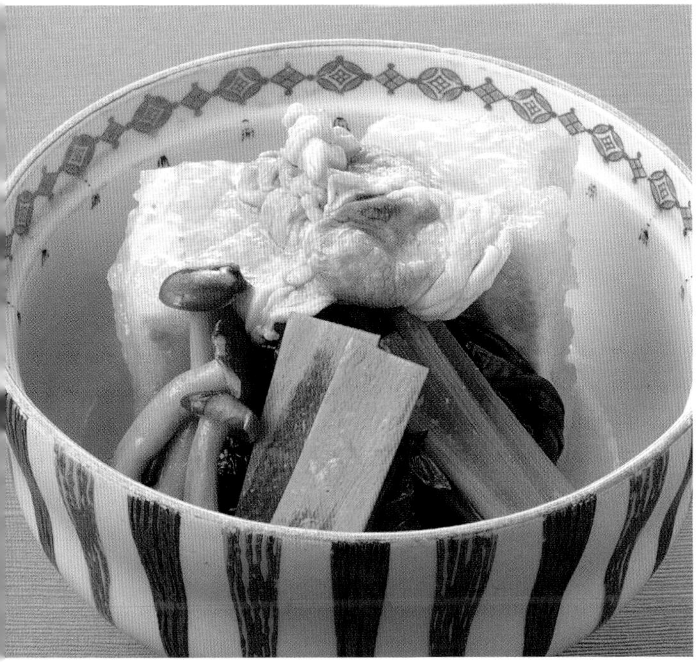

以異黃酮和鈣質強化骨骼

燉煮小松菜油豆腐

〔鈣質〕〔維生素D〕

材料（4人份）

木棉豆腐1塊／小松菜1把／鴻禧菇1株／胡蘿蔔少量／豬五花肉50g／油適量／麻油少量／A〔高湯1/2杯／味醂1小匙／薄口醬油2小匙〕

作法

1 豆腐切成一口大小，充分擦乾水分，放入170℃的油中適度油炸。

2 小松菜在加了1小撮鹽（分量外）的熱水中汆燙至顏色變鮮麗，過冷水稍微擠除水分，整齊切成4cm長。鴻禧菇切除根底，弄散。胡蘿蔔切短片汆燙一下備用。

3 在鍋裡加熱麻油，放入2的蔬菜和豬肉拌炒一下，加入1的豆腐，加入A燜煮一下，整體入味後熄火。

4 盛入容器中，裝飾上切短片的胡蘿蔔。

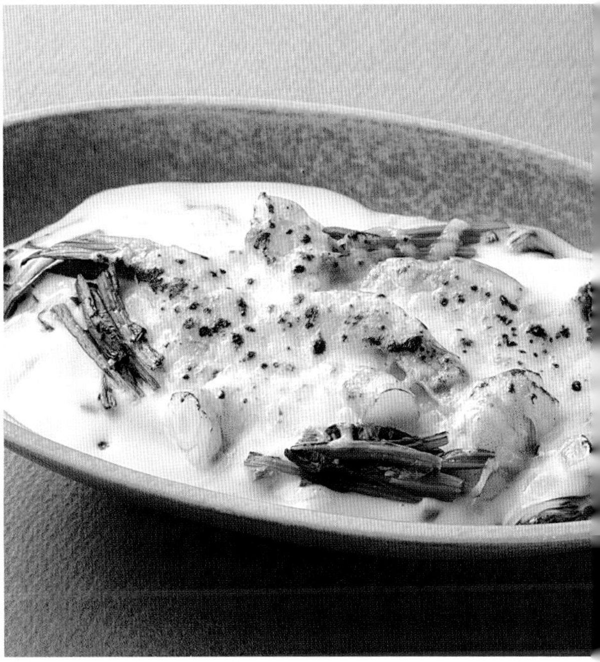

香濃的圓潤風味也適合孩子食用

焗烤菠菜蝦

〔鈣質〕〔維生素D〕

材料（4人份）

蝦12尾／菠菜1把／洋蔥（切薄片）1/2個份／奶油1大匙／白葡萄酒1大匙／白醬〔奶油4大匙／麵粉4大匙／鮮奶2杯／雞高湯塊（固體）1個／鮮奶油1杯／鹽、胡椒各少量〕／起司粉適量

作法

1 製作白醬。在鍋裡放入奶油以小火煮融，加入麵粉用木匙攪拌熬煮約10分鐘，煮到無粉末顆粒呈乳脂狀，加入鮮奶和高湯塊。一面以小火熬煮，一面用木匙刮取鍋底攪拌以免煮焦，一直煮到變濃稠為止。最後加入鮮奶油，再加鹽和胡椒調味。

2 蝦子去殼和背腸，用冷水洗淨，擦除水分。

3 汆燙菠菜讓顏色變鮮綠，擠乾水分切成3cm長。

4 在平底鍋中融化奶油，以小火炒到洋蔥變軟。加入蝦子炒到表面稍微變紅，撒入白葡萄酒，加蓋燜煮。

5 在1的白醬中加入3和4，大幅度混拌後，盛入塗上奶油（分量外）的耐熱容器中。撒上起司粉，放入已加熱至200℃的烤箱中約烤10分鐘。

放鬆、鎮靜神經

長期壓力大的生活，飲食習慣也常會被打亂。鈣質、維生素B群、鎂等營養素，能夠有效緩和壓力。重點是除了攝取均衡的營養外，也別忘了營造舒適的用餐氣氛。

以圓潤風味穩定身心

馬鈴薯鮭魚鮮奶湯

〔鈣質〕〔維生素D〕

材料（2人份）

生鮭魚（魚塊1片100g）2片／綠花椰菜1/2棵（80g）／馬鈴薯100g／鮮奶270ml／高湯粉3g／水180ml／鹽、胡椒各少量

作法

1 鮭魚去骨，切成一口大小，撒上鹽和胡椒，放入180℃的烤箱（或用燒烤爐）中，將皮面烤至恰到好處。

2 綠花椰菜分切成小株。馬鈴薯去皮，隨意切塊。

3 在鍋裡加水、高湯粉和2的馬鈴薯，以中火加熱，加蓋約煮10分鐘。

4 3的馬鈴薯煮到變軟後，加入1的鮭魚和2的綠花椰菜，蓋上內蓋用中火約煮3分鐘，加鮮奶，再加鹽和胡椒調味。

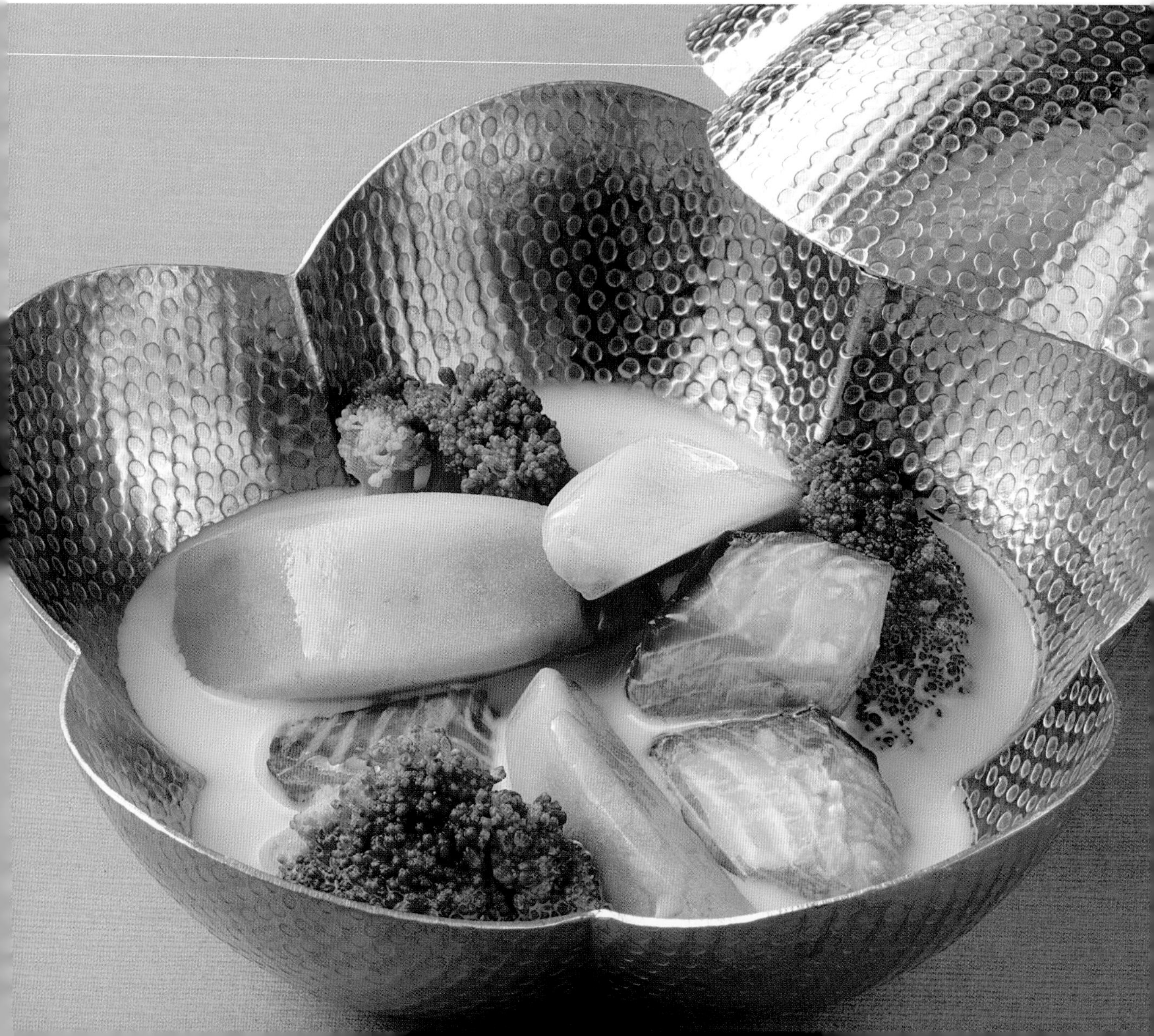

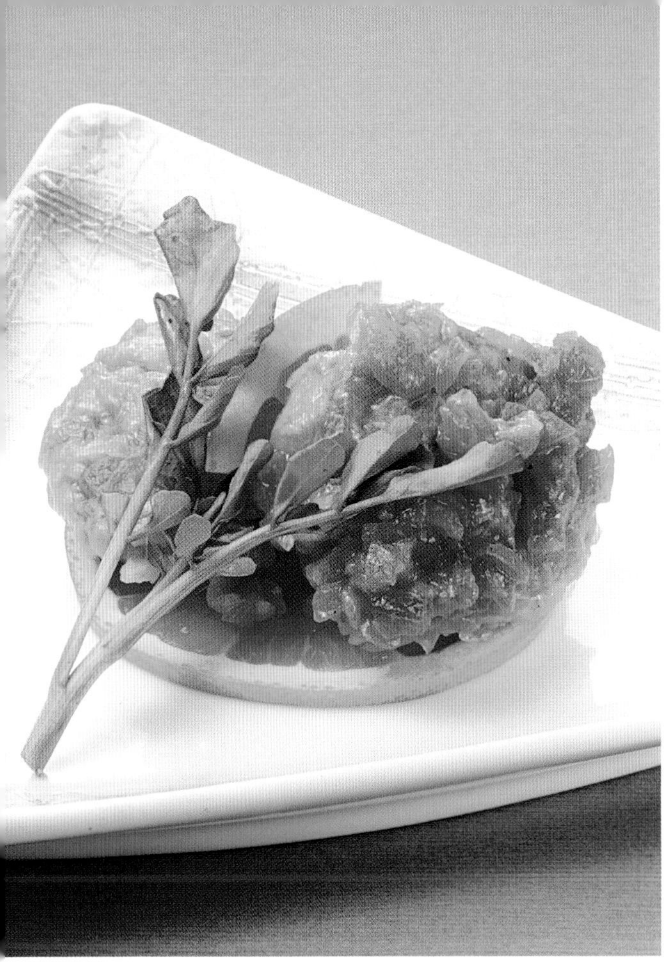

清爽的香味使精神煥然一新

橙味醬油燉雞肉

〔檸檬烯〕

材料（2人份）

雞腿肉1/2片／鹽、胡椒各少量／麵粉適量／柳橙1個／酒1大匙／橄欖油2大匙／洋蔥（切末）1/4個份／大蒜（切薄片）1/2瓣份／醬油1小匙／水芹2根

作法

1 雞肉切成方便食用的大小，撒鹽和胡椒，沾上麵粉。

2 柳橙1/3個份榨汁，剩餘的切薄片備用。

3 在平底鍋中加熱1大匙橄欖油，用中火拌炒大蒜，香味散出後取出大蒜。

4 在3中加入1的雞肉，兩面用中火煎至恰到好處，撒入酒讓酒精揮發，暫時取出雞肉備用。

5 平底鍋洗淨擦乾，加入1大匙橄欖油，加入洋蔥用中火拌炒，加入2的柳橙汁，加鹽、胡椒和醬油調味，加入4的雞肉拌煮入味。

6 在容器中鋪入2的柳橙片，盛上5，再裝飾上水芹。

重點筆記

・檸檬烯是柳橙、檸檬、柚子等柑橘類果皮中所含的精油成分。具有讓人放鬆精神的效果。

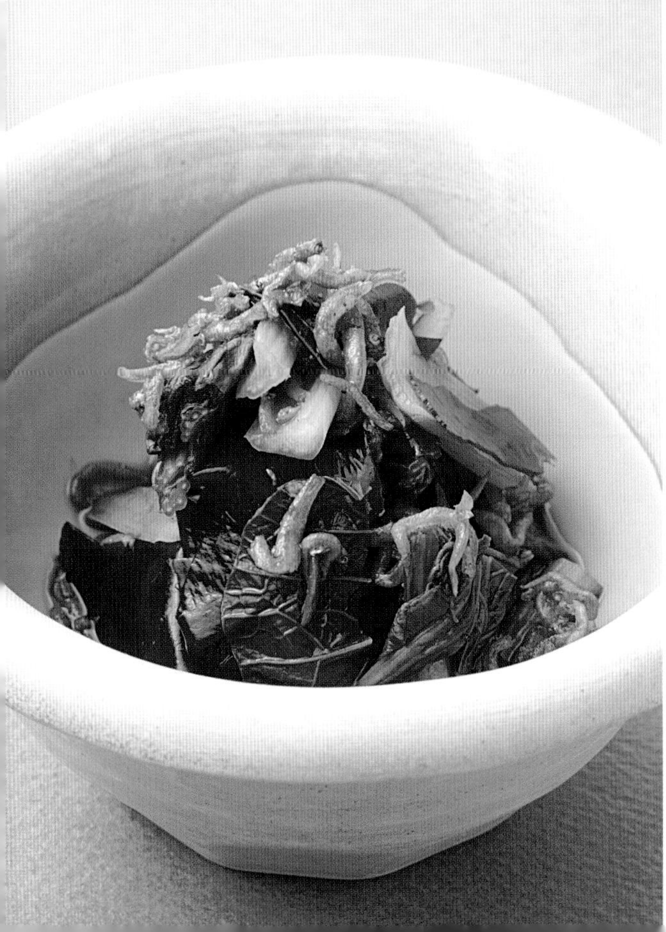

輕鬆就能完成且營養滿分

柑橘醋醬
涼拌海帶芽小松菜

〔鈣質〕〔鎂〕

材料（4人份）

海帶芽（乾的）10g／小松菜1把／魩仔魚50g／柑橘醋（視個人喜好）適量

作法

1 海帶芽泡水回軟，用網篩撈起瀝除水分，切成方便食用的大小。

2 小松菜用加了1小匙鹽（分量外）的熱水煮到色澤變鮮綠，過冷水，擠乾水分，約切成3cm長。

3 混合1、2和魩仔魚，視個人喜好淋上柑橘醋。

重點筆記

・圖中的魩仔魚是以醬油和砂糖炒成甜辣味。不過用普通的魩仔魚也行。

有益美膚、美容

使用高價化妝品希望能回復青春，但對每天的飲食毫不關心的話，等於是本末倒置。若希望擁有真正的美麗，飲食內容也相當重要。利用具有回春效果的食材，從體內開始美容吧。

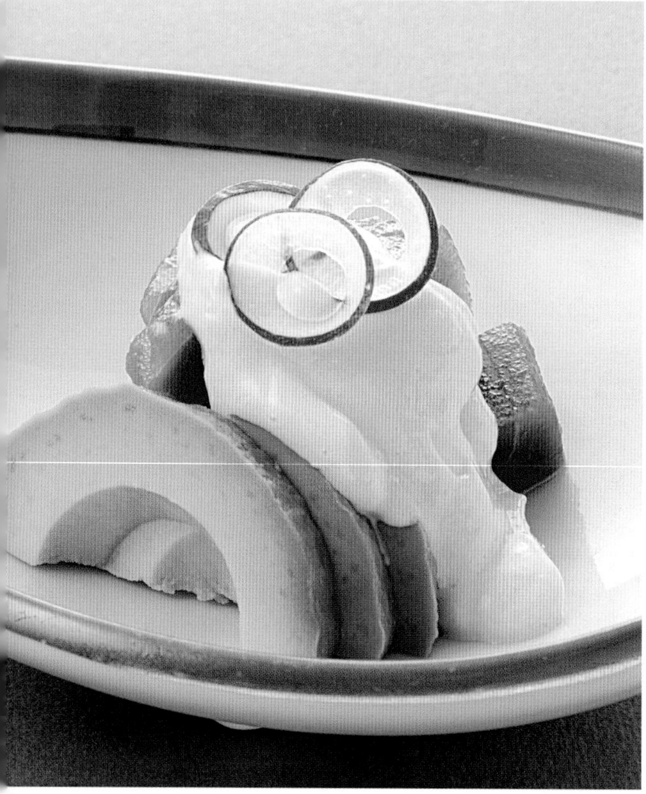

富含有益女性的天然美容成分

蛋黃美乃滋佐酪梨鮪魚

〔蛋白質〕〔維生素E〕

材料（2人份）

鮪魚（切片）50g／酪梨1/2個／蛋黃1個份／美乃滋5g／A〔高湯2大匙／醋2小匙／薄口醬油2小匙／味醂2小匙〕／櫻桃蘿蔔（切圓片）少量

作法

1 鮪魚稍微切厚一點，用熱水汆燙一下，再過冷水，充分擦乾水分。

2 酪梨去皮和種子，切片讓厚度和鮪魚一樣。

3 製作蛋黃美乃滋。在小鍋中加入A，煮沸後熄火。

4 等3涼了之後，隔水加熱，加入蛋黃用打蛋器混拌。混拌約15分鐘醬料變綿軟後放涼，加入美乃滋混合。

5 在容器中盛入1和2，淋上4，裝飾上櫻桃蘿蔔。

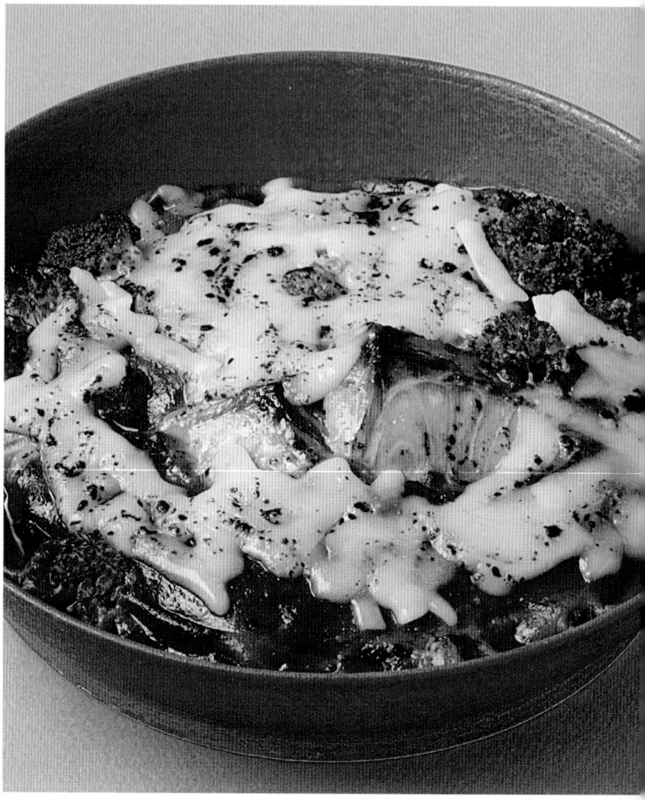

鮭魚中具有強力回春效果的養分

起司味噌烤鮭魚茄子

〔蝦青素（Astaxanthin）〕

材料（4人份）

鮭魚（魚片各30g）4片／茄子1條／鴻禧菇1/2盒／蝦子4尾／炸油適量／A〔白味噌150g／紅味噌30g／奶油起司70g／砂糖40g／酒、味醂各1/4杯／蛋黃2個份〕

作法

1 鮭魚撒鹽靜置20分鐘，水洗後擦除水分，用燒烤爐或烤箱烘烤。蝦子汆燙後去殼，切成1cm長。

2 鴻禧菇切除根底、弄散，用燒烤爐或烤箱燒烤。茄子切成1cm厚的圓片，用160℃的油油炸。

3 製作起司味噌。在鍋裡放入A的材料開火加熱，以小火煮到變濃稠。

4 在耐熱容器中放入1、2，淋上3，用已加熱至200℃的烤箱約烤15分鐘。

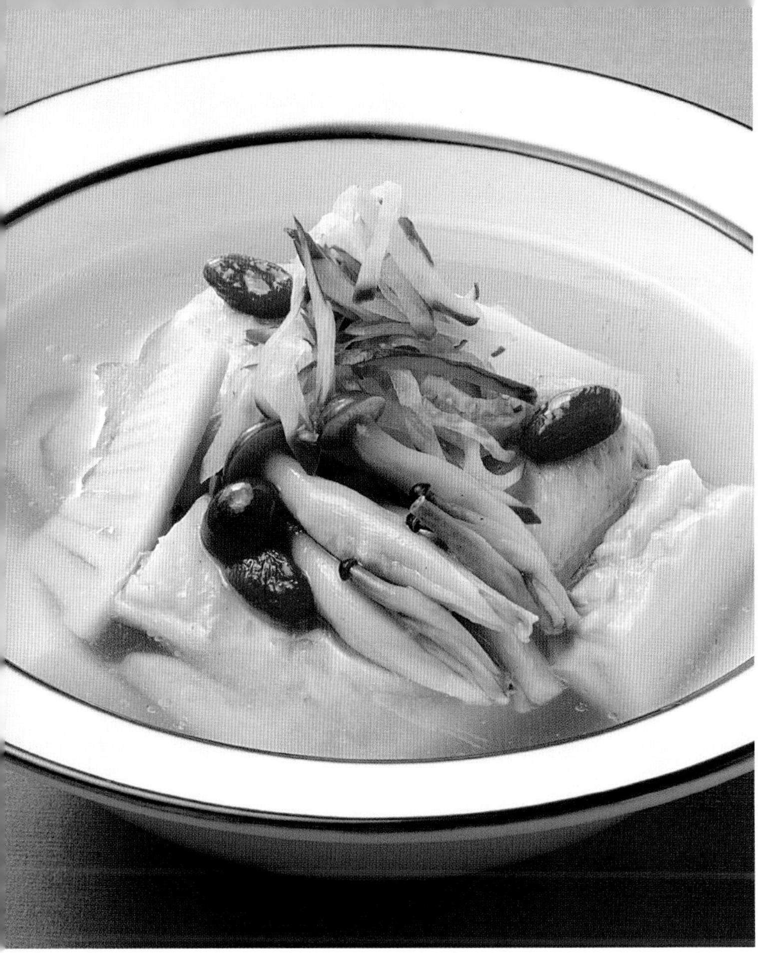

有助改善日曬受損肌膚與保濕

小黃瓜湯

〔維生素C〕〔膠原〕

材料（4人份）

小黃瓜3條／竹筍（水煮）100g／前段雞翅6支／鴻禧菇100g／生薑皮適量／酒180ml／A〔鹽2小匙／胡椒1小匙／薄口醬油1小匙〕／生薑汁1小匙／枸杞少量

作法

1 雞翅從關節切開，過熱水備用。

2 小黃瓜斜切細條，竹筍切薄片，鴻禧菇切除根底、弄散。

3 在鍋裡煮沸1.5ℓ的水（分量外），放入1的雞翅、生薑皮和酒，以大火約煮15分鐘。

4 在3中加入2的竹筍和鴻禧菇，約煮5分鐘，用A調味，再加入1的小黃瓜和生薑汁即熄火。盛入容器中，裝飾上枸杞。

以海帶芽加豆腐使頭髮與肌膚回春

海帶芽醬拌豆腐

〔異黃酮〕〔碘素〕

材料（2人份）

海帶芽（乾的）10g／絹豆腐1/4塊／高湯1/2杯／鹽少量／薄口醬油少量／薑泥少量／蘿蔔嬰、小番茄各適量

作法

1 海帶芽泡水回軟，放入果汁機中，加入高湯攪打變細滑，加鹽、薄口醬油稍微調味。

2 豆腐盛入容器中，倒入1的醬汁，放上蘿蔔嬰、切半的小番茄和薑泥。

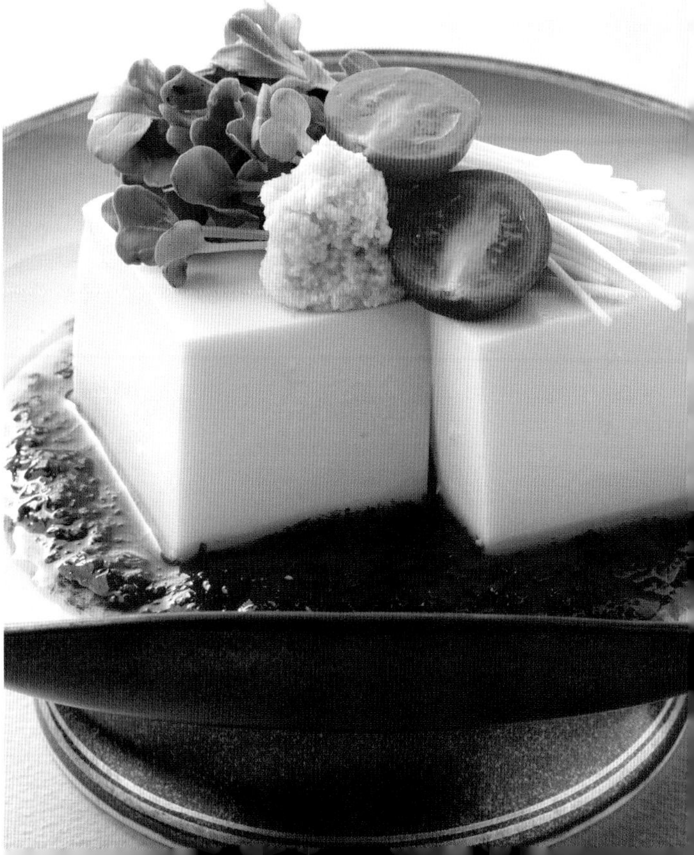

專題④

更有效的攝取營養 混食

多種食物一起食用，能夠更有效的吸收營養，若能了解如何搭配組合，就能充分活用各種食材。

醣類

醣類主要存在於米飯或麵包等的原料穀類，或薯類、水果等食物中，它是身體主要的熱量來源。體內轉換熱量時，需要消耗維生素B_1，維生素B一旦攝取不足，便無法順利轉換熱量，使得人容易感到疲倦。此外，若同時攝取有助維生素B_1發生作用的蒜素（allicin）和二丙烯基硫化物（韭菜或洋蔥等辣味成分）的話，能夠更有效的補充熱量。

糖類

＋

維生素B_1＋蒜素和二丙烯基硫化物

穀物外皮和胚芽部分含有維生素B_1，建議買米時別買白米，要選購糙米或胚芽米。

維生素A

維生素A在體內，具有強化皮膚、黏膜，提升免疫力的作用。在體內具有維生素A作用的成分中，包括存在於動物性食品中，吸收率較高的視黃醇（retinol），以及存在於植物性食品中，吸收率較低的胡蘿蔔素類，其中β-胡蘿蔔素為其代表。因應所需維生素A在體內會被轉換。由於它是脂溶性，用油來烹調或和富含脂肪的食品組合，吸收率更佳。

維生素A

＋

油脂

胡蘿蔔素也含有色素成分，顏色較濃的黃綠色蔬菜中含有許多。烹調時請善加組合油脂。

維生素C

維生素C是組成身體細胞，以及連結細胞的膠原生成時不可或缺的成分，它具有維持皮膚、黏膜的健康、抗壓、促進鐵質吸收等功能。還被認為具有強化抗氧化作用，預防老化和癌症的效果。維生素C為水溶性，不耐熱或光，很容易氧化，所以趁新鮮攝取相當重要。和同樣有抗氧化作用的維生素E一起攝取，還能提高抗氧化力。

維生素C

＋

維生素E

維生素C存在於蔬菜、水果和海藻類中，維生素E則含於植物油、堅果類、海鮮類和黃綠色蔬菜中。

鈣質

鈣質除了是骨骼、牙齒的主要成分，孩子成長不可欠缺的營養素外，也是老年人預防骨質疏鬆症的必要營養成分。此外，它還具有維持肌肉和神經正常運作的效用。基本上，鈣質在體內難被吸收，需注意攝取不足的問題。它和維生素D、CCP〔酪蛋白磷酸胜肽（Casein Phosphopeptides）＝蛋白質的一種〕及檸檬酸一起攝取，能提高吸收率。

鈣質

＋

維生素D＋檸檬酸＋CCP＊

在體內乳製品有較佳的鈣質吸收率。鈣質與維生素D、檸檬酸一起攝取，能使骨骼更強健。

鐵質

鐵質在體內存在於血液和肝臟中，透過呼吸獲取氧攜帶運行於體內。鐵質不足將造成缺鐵性貧血，引起頭痛、疲勞等症狀。食物中的鐵的型式，可分為肉及肝臟中所含的血基質鐵（heme iron），以及蔬菜、海草類中所含的非血基質鐵（non-heme iron），吸收率以血基質鐵較佳。非血基質鐵攝取了維生素C、動物性蛋白質和檸檬酸後，也能增進吸收率。

鐵
＋
維生素C＋動物性蛋白質
＋
檸檬酸

存在於蔬菜、大豆中的非血基質鐵，組合水果（檸檬酸）、魚肉類（動物性蛋白質）後，吸收率更佳。

維生素E

藉由維生素E的抗氧化作用，能防止體內的油脂氧化，具有保護身體的作用，是為人熟知維持青春的維生素。它還有擴張毛細管，加速血液循環的作用。堅果類、植物油、蔬菜、海鮮類等食物中也含有維生素E。同時攝取維生素A（黃綠色蔬菜）、C（水果等）、E（堅果等），除了能增強抗氧化作用外，還能提升抗老化效果與免疫力。

維生素E
＋
維生素C＋維生素A

維生素ACE是具抗氧化作用的代表性營養成分。例如黃綠色蔬菜和油脂一起攝取會更有效果。

蛋白質

蛋白質是維持人類生命的重要營養素之一。它構成血液、肌肉等身體的主要成分，也是維持生命不可或缺的酵素和荷爾蒙的材料。體內的一部分蛋白質透過不斷重複的分解、合成，讓舊組織重建換新。這時必要的營養素維生素B_6，在蛋白質轉換為熱量時也很活躍。此外，蛋白質被認為對於改善月經症候群及孕吐也有效。

蛋白質
＋
維生素B_6

維生素B_6除了主要藏於肝臟和雞肉等動物性食物中外，蔬菜類的大蒜中，含量也很多。

混食的豆知識

以下將介紹身邊常見令人意外的「錯誤混食」組合！

乳製品×菠菜、豆類

菠菜的草酸（oxalic acid）和豆類中所含的植酸（phytic acid），會阻礙乳製品的鈣質吸收。

小黃瓜×番茄

這是沙拉中常見的組合，不過這兩種食物不行混食。因為小黃瓜中所含的抗壞血酸氧化酶（ascorbinase）這種酵素，會破壞番茄中的維生素C，不過經加熱或加入醋就能有效抑制。

魩仔魚×白蘿蔔泥

這兩種食材雖然是經典組合，但從營養學角度來看卻意外的不合。白蘿蔔中的離胺酸抑制劑成分（lysine inhibitor），會防礙魩仔魚中所含的必須氨基酸—離胺酸（lysine）的吸收。加醋便能有效改善。

PROFILE

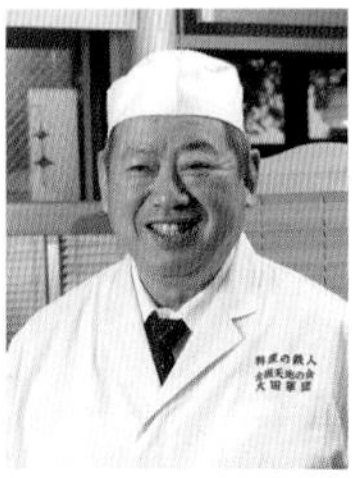

大田 忠道（おおた ただみち）

1945年出生於日本兵庫縣。現為「百萬一心味、全國天地會」會長。兵庫縣日本調理技能士會會長、神戶名人（Kobe meister），2004年榮獲黃綬獎章，2012年春獲「瑞寶單光獎章」。歷經中之坊瑞苑總料理長爾後自立門戶。現於兵庫縣有馬溫泉開設：「四季之彩 旅籠」、「天地之宿 奧之細道」、「御馳走塾 關所」等餐廳。著作豐富，包括：《だし合わせ調味料便利帳》、《四季の刺身料理》、《人気の小鉢料理》、《新しい小宴会の料理 行事の料理》、《新味和風デザート・和風菓子》等（以上均為旭屋出版）。

TITLE

不老不生病的第一長壽料理

STAFF

出版	瑞昇文化事業股份有限公司
作者	大田 忠道
譯者	沙子芳
總編輯	郭湘齡
責任編輯	王瓊苹
文字編輯	林修敏　黃雅琳
美術編輯	謝彥如
排版	二次方數位設計
製版	明宏彩色照相製版股份有限公司
印刷	皇甫彩藝印刷股份有限公司
法律顧問	經兆國際法律事務所　黃沛聲律師
戶名	瑞昇文化事業股份有限公司
劃撥帳號	19598343
地址	新北市中和區景平路464巷2弄1-4號
電話	(02)2945-3191
傳真	(02)2945-3190
網址	www.rising-books.com.tw
Mail	resing@ms34.hinet.net
初版日期	2014年1月
定價	280元

國家圖書館出版品預行編目資料

不老不生病的第一長壽料理 / 大田忠道作；沙子芳譯. -- 初版. -- 新北市：瑞昇文化, 2014.01
96面；19*25.7　公分

ISBN 978-986-5749-18-7(平裝)

1.食療 2.食譜 3.健康飲食 4.日本

418.91　　102026979